成人
看護学実習
ハンドブック

編集 上谷いつ子

中央法規

はじめに

　臨地実習は、看護師の免許取得を目指す看護学生にとって避けられない授業の一つです。学内の講義、演習で修得した知識や技術をもとに、病院や施設、在宅などの臨床の場で実践を学び、看護実践能力を確実に身につけていきます。

　さて、看護学生の皆さんは、実習についてどのような印象をおもちでしょうか。「実習指導者さんや看護師さんは話しやすい人だろうか」、「挨拶や報告はどうしよう」、「受けもち患者さんとちゃんと話ができるだろうか」など、さまざまな声をよく耳にします。学生さんの多くは、実習施設で、実習指導者や看護師、そして患者さんと初めて出会います。新しい実習の場で新しい人達と人間関係を形成しながら、実習目的である受けもち患者さんに合った看護の展開を考え実践していくことは、とてもハードルが高く感じるのではないでしょうか。

　そこで、本書は、看護学生の皆さんが成人看護学実習を乗り越えて"実り多い実習"にしていくために役立つ本をという願いを込めて企画しています。実習前に準備したり学習したりしておくこと、実習中に押さえておくべきポイントなどが分かりやすく書かれています。

　本書は、大きく3部で構成されています。第1部は、「実習前に知っておこう！成人看護学実習の基本」で、6つの章で構成されています。成人看護学実習で学んでほしいこと、対象の特徴の理解、急性期および慢性期看護学実習で学んでほしいこと、成人期の患者・家族を支える人々と多職種連携、最後に「実習を安全に行うために」について解説しています。

　第2部は「成人看護学実習を克服しよう！Ｑ＆Ａ」です。実習前・中・後の3期に分けて、学生さんの疑問や心配なことなど30の質問への回答の形で解説しています。第3部は「臨床指導者からのエール」です。実習指導者や臨床教員、認定看護師、専門看護師の方から、後輩である学生の皆さんへのメッセージを掲載しています。経験豊富な指導者の温かいメッセージは、実習前の学生の皆さんの背中を押してくれるのではないかと思います。

　臨地実習は、「看護の現場で看護を学ぶ」という、とても大切な授業です。これからの実習が実りある実習になることを願っています。

　最後になりましたが、本書出版にあたり、中央法規出版の坂弘康氏、横川真美氏には、企画、編集などの細部にわたり大変お世話になりました。感謝申し上げます。

2023年7月

上谷　いつ子

目次

はじめに

第1部　実習前に知っておこう！　成人看護学実習の基本

第1章　成人看護学実習で学んで欲しいこと ……………………………………………… 1

1　成人看護学実習のねらい ………………………………………………………… 2

　1　成人看護学実習に期待されること ……………………………………… 2

2　看護過程と看護診断の基本(基礎)を復習しておこう ……………………… 6

　1　看護過程と看護診断の基礎 ……………………………………………… 6

　2　成人看護学実習における看護過程展開の特徴 ……………………… 8

　3　成人看護学実習で学ぶ看護診断 ……………………………………… 10

3　成人看護の場を理解しよう ……………………………………………………… 12

　1　成人看護を実践する場の特徴 ………………………………………… 12

第2章　対象の特徴を理解しよう ……………………………………………………………… 15

1　成人期の特徴 ………………………………………………………………………… 16

　1　成人期の発達課題 ………………………………………………………… 16

　2　家族形態の特徴 …………………………………………………………… 19

2　成人の生活の特徴 ………………………………………………………………… 20

　1　成人の生活の理解 ………………………………………………………… 20

　2　成人を取り巻く環境の変化 …………………………………………… 23

　3　成人と死 …………………………………………………………………… 25

第3章　急性期看護学実習で学んで欲しいこと ……………………………………… 29

1　急性期看護学実習で何を学ぶ？ ……………………………………………… 30

　1　急性期看護学実習で受けもつ患者さんの特徴 …………………… 30

　2　急性期看護の特徴 ………………………………………………………… 31

　3　家族に対する看護 ………………………………………………………… 33

　4　中範囲理論の活用 ………………………………………………………… 34

2　周手術期の看護 …………………………………………………………………… 37

　1　術前の看護 ………………………………………………………………… 37

　2　術中の看護 ………………………………………………………………… 41

　　　3　術後の看護 ……………………………………………………………… 50

3　生命の危機的状況にある患者さんの看護 ………………………………… 60

　　　1　救急看護 …………………………………………………………………… 60

　　　2　集中治療室における看護 ………………………………………………… 64

　　　3　入院患者さんの急変時の看護 …………………………………………… 67

第4章　慢性期看護学実習で学んで欲しいこと ………………………………… 71

1　慢性期看護学実習で何を学ぶ？ …………………………………………… 72

　　　1　慢性期看護学実習で受けもつ患者さんの特徴 ………………………… 72

　　　2　慢性疾患とともにある生活者を支える ………………………………… 81

　　　3　慢性期看護の特徴 ………………………………………………………… 89

2　がん看護 ……………………………………………………………………… 96

　　　1　がん看護の対象と場 ……………………………………………………… 96

　　　2　がんの治療に伴う看護 …………………………………………………… 99

　　　3　がん患者さんの苦痛への援助　痛みのマネジメント ……………… 104

　　　4　がん患者さんへの心理的・社会的サポート ………………………… 109

3　緩和ケアと終末期看護 …………………………………………………… 113

　　　1　終末期看護 ……………………………………………………………… 113

　　　2　緩和ケア ………………………………………………………………… 115

第5章　成人期の患者さん・家族を支える人々と多職種連携 ……………… 119

1　保健・医療・福祉チームによるアプローチ …………………………… 120

　　　1　多職種によるチームアプローチ ……………………………………… 120

　　　2　多職種によるチームの類型と機能 …………………………………… 125

　　　3　多職種カンファレンス ………………………………………………… 127

　　　4　チーム医療における看護師の役割 …………………………………… 129

第6章　成人看護学実習を安全に行うために ………………………………… 135

1　医療安全に関すること …………………………………………………… 136

　　　1　組織で取り組む医療安全 ……………………………………………… 136

　　　2　安全確保のための実習前トレーニング ……………………………… 138

　　　3　学生が起こしやすいインシデント …………………………………… 140

　　　4　チーム医療で行う安全対策 …………………………………………… 142

　　　5　インシデントを起こしたり発見したときには？ …………………… 143

2　感染予防に関すること …………………………………………………… 145

	1	感染予防対策	145
	2	特殊な場合の感染防止対策	148
3		看護学実習における倫理的態度	151
	1	倫理原則と看護者の倫理綱領	152
4		実り多き臨地実習とするために	157
	1	健康管理	157
	2	実習前にしておきたいこと	158
	3	実習中にしておきたいこと	160
	4	実習後にしておきたいこと	163

第2部　成人看護学実習を克服しよう！ Q&A

実習前

Q 1	事前にどのような学習が必要ですか？	166
Q 2	受けもち患者さんはどのように決めたらよいですか？	168
Q 3	実習グループのリーダー・サブリーダーはどのように決めたらよいですか？	170
Q 4	欠席、遅刻の連絡はどのようにしたらよいですか？	172
Q 5	実習前に何を準備したらよいですか？	174

実習中

Q 6	実習中の身だしなみはどのようにすればよいですか？	177
Q 7	通学途中、体調が悪くなったらどうしたらよいですか？	180
Q 8	実習時間中、体調が悪くなったらどうしたらよいですか？	182
Q 9	通学途中、事故などトラブルが発生したらどうしたらよいですか？	184
Q 10	病棟での朝の挨拶はどのように行えばよいですか？	186
Q 11	日々の行動計画の記録はどのように書けばよいですか？	188
Q 12	行動計画の発表では何を注意すればよいですか？	192
Q 13	患者さんとの接し方で気をつけることはなんですか？	194
Q 14	患者さんとどのように会話を進めたらよいですか？	196
Q 15	環境整備ではどのようなことに気をつければよいですか？	198
Q 16	援助を拒否している患者さんには、どのように対応したらよいですか？	200

Q 17 退院指導案はどのように作成したらよいですか？ ……………………… 202

Q 18 退院指導を行うときに気をつけることはなんですか？ ……………… 204

Q 19 患者さんの家族にどのように対応すればよいですか？ ……………… 206

Q 20 実習指導者との関係をどのように築けばよいですか？ ……………… 208

Q 21 実習グループメンバーと上手くいくためには、どうしたらよいですか？

…………………………………………………………………………… 210

Q 22 実習中のストレス解消法や、よいセルフケアの方法はありますか？ ……… 212

Q 23 報告・連絡・相談(ホウ・レン・ソウ)を行う際に、

大切なことはなんですか？ ………………………………………… 214

Q 24 実施したことを看護師にどのように報告したらよいですか？ ……… 216

Q 25 学生カンファレンスはどのように行えばよいですか？ ……………… 219

Q 26 担当の看護師にどのように声をかけたらよいですか？ ……………… 222

Q 27 行動計画の変更が必要になったとき、どうしたらよいですか？ …… 224

実習後の振り返りと評価

Q 28 最終カンファレンスでの振り返りはどのようにしたらよいですか？ ……… 227

Q 29 実習後の「自己評価」はどのようにしたらよいですか？ …………… 230

Q 30 評価面接に向けてどのような準備をしたらよいですか？ …………… 232

第**3**部 臨床指導者からのエール

1 臨床の実習指導者からのエール ………………………………………… 236

2 臨床教員からのエール …………………………………………………… 243

索引

編集・執筆者一覧

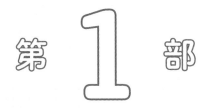

第 **1** 部

実習前に知っておこう！
成人看護学実習の基本

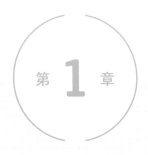

第 **1** 章

成人看護学実習で
学んで欲しいこと

1 成人看護学実習に期待されること

　看護学の臨地実習では、講義や演習で学んだことをもとに、患者さんとその家族、地域の人々に接しながら看護の実際を学びます。基礎看護学、地域・在宅看護論、成人看護学、老年看護学、小児看護学、母性看護学、精神看護学、看護の統合と実践まで、各領域の看護学実習の流れについて図1に概要を示しました。成人看護学実習は、専門看護学領域に位置づけられています。「成人」という名称が示すように、一般には「成人期の人」を対象とする看護学実習を成人看護学実習といいます。看護師を目指す学生にとって、基礎看護学で学んだ基本となる学習内容を成人看護学実習でどのように活かすのかが重要となります。

　基礎看護学実習では、実際の患者さんを対象に、1年次の講義で学習した知識や看護実践の基本となるコミュニケーションやバイタルサイン測定などの基礎的技術を活用し、対象の個別の状況に合わせた看護について体験を通して学びを積み重ねていきます。

　次のステップの成人看護学実習では、基礎看護学での学びをベースに、成人看護学の講義での学びを活かした体験学習を進めていきます。成人看護学実習を終了した学生から「基礎看護学実習のときの自分より成長した気がする」という言葉がよく聞かれます。基礎看護学実習から専門領域実習へ移行する時期の学生が抱く成長感は臨床の場で実際に看護実践することで得られることであり、貴重な成長の証です。

　このように、基礎看護学から成人看護学など専門領域の科目へと学習内容を連動させ、専門領域間の関連を意識しながら、自己の課題を振り返り看護観を深めていくことで**看護実践能力**を徐々に高めていきます。

図1 臨地実習の流れ

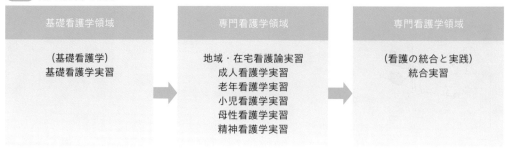

保健師助産師看護師学校養成所指定規則を参考に作成

① 受けもつ対象者の広がり

　2022年4月、わが国では民法改正により成年年齢は20歳から18歳に変更されました。「成人」や「成人期」とはどのような人を指すのでしょうか。

　成人看護学実習では一般に「成人期（18〜64歳）にある人」を対象としますが、臨床の場では高齢の入院患者さんの占める割合が多くなっており、成人看護学実習で老年期（65歳以上）の高齢者を受けもつ機会は少なくありません。各年代の発達課題の特徴についてよく復習して、実習に臨む必要があります。成人期は**幅広い年齢層の時期**であり、各発達段階（**エリクソン**では8つの段階：表1）[1)2)]の特徴を理解したうえで、対象者の強みやその人らしさをとらえ、健康状態を分析・評価し、看護の必要性を明らかにすることが重要です。学生は、多様な場で多様なニーズをもつ対象者に対して、看護過程に基づき適切な看護ケアを提供することを学習します[3)]。さらに看護過程におけるアセスメントの重要性と、看護過程が循環する一連のプロセスであることを学びます[3)]。

　成人看護学実習では、主に病院で治療を受けている患者さんを受けもちます。受けもち患者さんの治療が円滑に進み早期に回復、退院できるように看護援助を行います。患者さんやその家族とのコミュニケーションを十分行い、入院前の生活を理解し看護の視点で退院に向けた援助を行うことが重要です。退院への援助では、対象者の生活行動をよくアセスメントし目標をどのように設定するのか、入院前の生活習慣に問題がある人には行動変容のための教育的な支援が重要となります。

　受けもち患者さんの疾患や治療方法、治療経過の特徴から、成人看護学実習では、主に**「急性期看護学実習」**と**「慢性期看護学実習」**の2つの実習に区分して行われています。

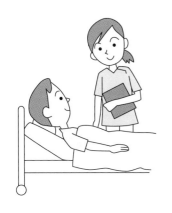
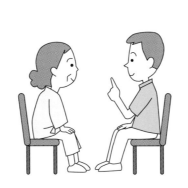
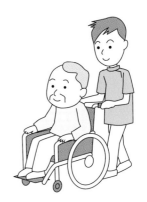

② 急性期看護学実習のねらいと特徴

　急性期看護学では、**健康の急激な破綻**を生じた人[4]を対象とします。急激な破綻とは、外傷や中毒、急性疾患の罹患や発症（急性心筋梗塞、脳梗塞などの血管障害、肺炎や髄膜炎などの感染症、アレルギー疾患など）、慢性疾患の急性増悪（慢性閉塞性肺疾患や心不全など）、がん告知によりショックを受けた際の危機状況などがあります[4]。急性疾患とは、比較的に短時間で回復あるいは死という転帰をとる疾患を指します[4]。

　急性期看護学実習では、主に手術療法を受ける患者さんの術前、術中、術後の看護を学びます。患者さんの病態、検査・治療についてしっかり学習して実習に臨みましょう。一般的な手術療法による侵襲と生体反応、術後合併症と回復過程、異常の早期発見、回復への援助等について、授業で学んだことを復習し、受けもち患者さんのアセスメントに活かし、一連の看護過程の展開を進めます。手術後の回復過程は日々の変化が激しく治療や看護の展開が早いため、患者さんの個別の変化を予測し、合併症のリスクを回避して回復できるよう援助していきます。

表1 エリクソンの漸成発達論※

発達段階（およその年齢：歳）	発達課題	発達危機
Ⅷ　老年期（65以上）	統合	絶望、嫌悪
Ⅶ　成人期（30 − 60前半）	生殖性	停滞
Ⅵ　前成人期　（20後半 − 30）	親密	孤立
Ⅴ　青年期（10後半 − 20前半）	同一性	同一性混乱
Ⅳ　学童期（6 − 12）	勤勉性	劣等感
Ⅲ　遊戯期（3 − 6）	自主性	罪悪感
Ⅱ　幼児期初期（1 − 3）	自律性	恥、疑惑
Ⅰ　乳児期（0 − 1）	基本的信頼	基本的不信

※漸成発達論：人間の生涯を8つのライフサイクルに区分し、徐々に次の段階へ発達が進んでいくという考え。
エリクソンEH, エリクソンJM：ライフサイクル, その完結, 増補版, p.73, みすず書房, 2001.
林直子, 鈴木久美, 酒井郁子, 梅田恵編：看護学テキスト成人看護学, 成人看護学概論改定第3版. pp.19-24, 南江堂, 2019. を参考に作成

③ 慢性期看護学実習のねらいと特徴

　慢性期看護学では、**慢性疾患**とともに生きる人や**終末期**にある人を対象とします。慢性疾患は程度と進む方向がさまざまであることから、慢性疾患を厳密に定義することは、複雑で難しい[5]といわれています。米国慢性疾患委員会によると、慢性疾患とは長期の経過をたどる病気を指し、①永続的である、②後遺症として障害が残る、③不可逆的な病理学的変化が生じる、④リハビリテーションのための特別な訓練を必要とする、⑤長期の管理・観察・ケアを必要とする、などの特徴のうち、1つ以上有する疾患と定義されています[6]。慢性疾患には、高血圧性疾患、糖尿病、悪性新生物（がん）、心疾患、脳血管疾患、慢性閉塞性肺疾患（COPD）、慢性腎臓病、難病などがあります。高血圧性疾患や糖尿病のように、治療や患者さん自身によるセルフケアを継続することでコントロールできる慢性疾患もあれば、慢性閉塞性肺疾患（COPD）や心不全のように急性増悪と寛解を繰り返しながら徐々に健康状態が低下していく慢性疾患もあります。

　慢性期看護学実習では、これらの慢性疾患を抱え、再発予防や身体機能の維持改善を目指して長期的な治療・ケアを行う必要のある慢性期や終末期の患者さんを受けもち、看護を実践します。

　慢性期看護学実習では、慢性疾患とともに生きる人の支援のために必要な、成人教育学（アンドラゴジー）や、セルフケア不足理論、健康行動理論などを活用し、生活の再構築への支援を学びます。一方、慢性疾患の病状が悪化し、終末期となった患者さんを対象とする場合、看取りの場面に遭遇することもあります。

④ 実習で患者さんを受けもつうえでの心がまえ

　成人看護学実習で受けもちとなる人は、青年期から初老期までの男女で、さまざまな疾患を抱えて入院している人です。患者さんは入院する前は、普通に生活していた一般の方々です。一人ひとりの人生や暮らしについて、大人として尊重し丁寧にかかわることが大切です。一人ひとりがさまざまな苦痛を抱えて病気の治療のために入院しています。身体的な苦痛だけでなく、精神的、社会的、スピリチュアルな面の苦痛を抱えていないか、よくコミュニケーションをとりかかわることが大切です。実習中は誠実な態度で、受けもち患者さんの意思を尊重してかかわりましょう。

1 看護過程と看護診断の基礎

　看護過程の展開とは、情報収集した患者さんの情報をもとに、**看護理論**を指標として情報を分析・アセスメントし、看護計画を立案、看護の実施、実施後の評価を行い看護の方向性を修正し、展開していく一連の流れのことです[7]。アセスメントおよび一連の看護過程の展開によく用いられる看護理論には、ヘンダーソンの看護理論、オレムのセルフケア理論、ロイの適応理論など[7][8][9]があります。各看護理論の対象のとらえ方には、それぞれの特徴があります。また、アセスメントの枠組みとして**ゴードンの機能的健康パターン**があります[7][8]。看護の対象の状況に応じて、各看護理論やアセスメントの枠組みを用いて、よりよい看護実践に活かしていきましょう（表2）。

　医師は、疾患に焦点を当てて医学診断を行い、それに対する治療や予防などの医学的介入を行います。一方、看護師は、対象者の健康状態の変化やライフプロセスにおける出来事に対する「**人間の反応**」に焦点を当てて「**看護診断**」を行うことで、看護独自の問題への介入を行います[7]。看護上の問題を表現する際に、「看護診断名」を明確化しておくことで、看護チームのメンバー間で対象者の健康状態を共通理解し、看護独自の介入の方向性を定め目標に向かうことができます。看護診断を用いる際には、「NAN-DA-I看護診断」等のハンドブックを用いて、看護診断の指標となる定義や診断方法につ

表2 看護過程の展開によく用いられる看護理論とゴードンのアセスメントの枠組み

提唱者	特　徴
ヘンダーソン「14の基本的欲求」	人間を、14の基本的欲求から充足しようとする生物的、心理的、社会的、精神的存在としてとらえた。
オレム「セルフケア理論」	人間のセルフケアを、普遍的セルフケア要件、発達的セルフケア要件、健康逸脱のセルフケア要件の3つに分類した。
ロイ「適応理論」	適応レベル理論と一般システム理論の考えを基盤に、人間を全体的適応システムとしてとらえ、人間の反応を4つの適応様式でとらえた。
ゴードン「機能的健康パターン」	健康に関するアセスメントと看護診断を体系化することを目的に、11の機能的健康パターンの枠組みを作成した。

永田明、石川ふみよ監修：看護がみえるVol.4看護過程の展開第1版. pp.18-39, メディックメディア, 2021.
渡邊トシ子編：ヘンダーソン・ゴードンの考えに基づく実践看護アセスメント第3版. pp.43-89, ヌーヴェルヒロカワ, 2019.
江川隆子編：ゴードンの機能的健康パターンに基づく看護過程と看護診断第6版. pp.38-58, ヌーヴェルヒロカワ, 2019.
上記を参考に作成

いて確認し、その対象者の状態と診断名が一致しているのか、的確に判断することが重要となります。

　現在、世界で最も広く活用されている共通用語としての看護診断は、NANDA-International (NANDA-I) によって開発、分類されています。NANDA（通称：ナンダ）とは、北米看護診断協会(North American Nursing Diagnosis Association)のことです。NANDA-I看護診断は2年ごとに改定されており、第11版では改訂すべき約90の看護診断を特定し、看護診断名の変更や削除など改定作業を行っていますが、まだ改定されていない看護診断も残されています。看護診断のエビデンスについては、妥当性を検証する研究が行われていますので、改定された最新の看護診断を用いることが重要です。

　基礎看護学で学習した看護過程と看護診断の基礎知識を基に、成人看護学で学習した具体的な事例の看護過程の展開方法について復習し、成人看護学実習に臨みましょう。

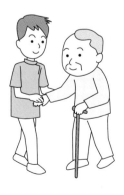

2 成人看護学実習における看護過程展開の特徴

　急性期看護学と慢性期看護学では、対象の特徴による看護過程の展開の流れに違いがみられます。

❶ 急性期看護学実習は看護過程の展開が速い！

　急性期看護学実習では健康の急激な破綻を生じた人や周手術期の患者さんを受けもちますので、看護過程の展開の流れが速いという特徴があります。日々の実習の振り返りや学習準備をしっかり行い実習に臨むことで、対象者の翌日の状態を予測でき、観察のポイントも見えてくるようになります。周手術期の患者さんの場合には、「術前〇日目」、「術後〇日目」など、アセスメントや看護問題を挙げた時期を明確化し、記載しておくことが重要です。一般的な周手術期の経過のなかでどの時期にかかわろうとしているのかしっかり意識すること、情報のアセスメントをする際は術前の情報から現在起こっている課題をとらえ、術後に起こり得る可能性のある課題を予測する視点が重要となります。

　術後の看護上の問題を予測して考える場合、「術後〇〇の可能性がある」など潜在的な看護問題の表現が多くなります。術後は、実際に生じている問題への看護を優先に、リスクの高い術後合併症に対する予防の看護を行い、早期回復を目指し、退院後の生活に向けた援助を行っていきます。

　急性期看護学実習では、看護過程の展開の流れが速いため学生が患者さんの状態の変化についていけなくなることがあります。実習前には、周手術期の術前、術中、術後の看護の基礎知識について復習を十分行っておきましょう。実習期間中は、手術による侵襲、生体反応、回復過程など、治療に伴う身体的な影響について、毎日観察を注意深く行い、新たな疑問や課題に対して常に自ら学習し翌日の看護実践に活かしていきましょう。

表3	成人の学習の特徴（アンドラゴジーの概念）

(1) 自分らしさや大切にしている価値を重視する
(2) 経験が重要な学習資源になる
(3) 学習への準備性は社会的役割におけるニードに基づく
(4) 学習への方向づけは問題解決中心で即時性が求められる
(5) 学習への動機づけは内発的である

小松浩子, 井上智子, 麻原きよみ他：系統看護学講座 専門分野 成人看護学総論 成人看護学1第16版. p.93, 医学書院, 2022.を参考に作成

❷ 慢性期看護学実習は長期の視点で生活者としてとらえる！

　慢性期看護学実習では、長期に慢性疾患とともに生きる人や終末期にある人を対象とします。慢性期患者さんでは、再発予防や症状の維持・改善のための治療・ケアを行う時期への看護過程の展開となります。患者さんがセルフケアマネジメントをできるように支援することが重要です。自己管理を継続して行っている人は経過が長い人が多いため、長期の視点で全体像を把握し、情報のなかから看護援助の必要性を見極めることが重要です。病気とともにどのように過ごしてきたのか、疾患の特徴だけでなく、生活者という視点から自己管理の生活を多面的にとらえることが大切です。

　例えば、小児期から I 型糖尿病の自己管理を行ってきた成人の患者さんでは、病状のコントロール状態がその患者さんの成長や発達にどのように影響を与えてきたのか、アセスメントすることが重要です。慢性疾患を管理する看護モデル「**病みの軌跡**」や**セルフケア不足理論**、**行動変容ステージモデル**など[4]を活用すると多面的な視点でアセスメントができ、看護上の問題、看護診断を明確化することができます。成人期の患者さんに対するセルフケアマネジメントの支援では、**成人教育学（アンドラゴジー）**に基づいた成人の学習の特徴を踏まえた学習支援を実践していくことが重要です（表3）。

3 成人看護学実習で学ぶ看護診断

看護診断は、「個人・介護者・家族・集団・コミュニティの、健康状態/生命過程に対する人間の反応、およびそのような反応についての**臨床判断である**」[10]といわれます。看護診断は、看護師に説明責任のあるアウトカム達成に向けた看護介入の選択根拠になります。『NANDA-I看護診断第12版』によると、**267**の看護診断があり、**13の領域**（1ヘルスプロモーション、2栄養、3排泄と交換、4活動/休息、5知識/認知、6自己知覚、7役割関係、8セクシュアリティ、9コーピング/ストレス耐性、10生活原理、11安全/防御、12安楽、13成長/発達）と、**47の類**にグループ分けされています。NANDA-Iの13の領域は、アセスメントの枠組みとして使用することは推奨されておらず、看護診断の分類のためのものです。それぞれの看護診断が、どの領域や類に分類されるのか理解することで、その看護診断がもつ意味を的確にとらえることができます。

看護診断のタイプには、**問題焦点型看護診断**、**ヘルスプロモーション型看護診断**、**リスク型看護診断**、**シンドローム**など[11]があります（**表4**）。診断に必要な診断指標、関連因子、危険因子について確認し、的確な判断が必要となります。

急性期看護学実習で、手術療法を受ける患者さんの術後の看護上の問題を予測して

表4 臨床判断 —看護診断の3タイプおよびシンドローム—

問題焦点型看護診断	個人・介護者・家族・集団・コミュニティの、健康状態／生命過程に対する人間の反応、およびそのような反応についての臨床判断 （※）診断するためには、関連する診断指標、関連因子が必要
ヘルスプロモーション型看護診断	個人・介護者・家族・集団・コミュニティの、ウェルビーイングを増大させ健康の可能性を実現したいという、意欲や願望についての臨床判断。現在の行動や反応を強化したいという願望を反映する （※）関連する診断指標が必要
リスク型看護診断	個人・介護者・家族・集団・コミュニティの、健康状態／生命過程に対する好ましくない人間の反応の発症につながる、脆弱性についての臨床判断 （※）脆弱性の増大に寄与する危険因子
シンドローム	同時に起こる特定の看護診断のまとまりに関する臨床判断 （※）診断指標として2つ以上の看護診断、そして関連因子。同じような介入で対処できる限り、その他に看護診断ではない診断指標も使用できる

（※）：診断に必要なこと
T.ヘザー・ハードマン，上鶴重美，カミラ・タカオ・ロペス編：NANDA-I看護診断定義と分類 2021-2023原著第12版.
pp.144-145，医学書院，2022.を参考に作成

表5 周手術期患者さんの看護によくみられる看護診断例

・周術期体位性損傷	・手術期体位性損傷リスク状態
・周術期低体温	・周術期低体温リスク状態
・手術部位感染	・手術部位感染リスク状態
・術後回復遅延	・術後回復遅延リスク状態　　など

T.ヘザー・ハードマン, 上鶴重美, カミラ・タカオ・ロペス編：NANDA-I 看護診断定義と分類 2021-2023原著第12版. pp.462-549, 医学書院, 2022.を参考に作成

表6 糖尿病患者さんの看護によくみられる看護診断例

・非効果的健康自主管理	・健康自主管理促進準備状態
・非効果的健康家族自主管理	・血糖不安定リスク状態
・過体重	・過体重リスク状態
・皮膚統合性障害	・皮膚統合性障害リスク状態など

T.ヘザー・ハードマン, 上鶴重美, カミラ・タカオ・ロペス編：NANDA-I 看護診断定義と分類 2021-2023原著第12版. pp.169-513, 医学書院, 2022.を参考に作成

考える場合、前述したように、予測した潜在的な看護問題の表現が多くなります。手術後は、**手術侵襲**という「生命過程に対する好ましくない人間の反応（生体反応）の発症（術後合併症）につながる」状態が予測されますから、**リスク型看護診断**が多くなります。診断に必要な危険因子は何か、分析しましょう。また、周手術期に実際に生じた看護問題では、**問題焦点型看護診断**としてとらえ、関連する診断指標・関連因子を考えてみましょう。

　手術後の急性期においては、看護上の問題では治療に伴う共同問題[12]が多く、例えば、胃切除後の「栄養状態の低下」などは医療問題ともいわれています[13]。周手術期の患者さんによくみられる看護診断の例は、表5[14]の通りです。

　長期に自己管理を行い病気とともに生きる人への援助を行う慢性期看護学実習では、健康の維持増進を目指す、**ヘルスプロモーション型看護診断**の視点も重要となります。

　慢性期看護学実習では、さまざまな慢性疾患の患者さんを対象としますので、看護診断は多岐にわたります。糖尿病の患者さんの場合、よくみられる看護診断は表6[15]の通りです。

1　成人看護を実践する場の特徴

　高齢化に伴う慢性疾患患者の増大、医療の高度化・専門分化、国民ニーズの高まりなど、医療を取り巻く環境の変化を背景に、2001年、第4次医療法改正が行われ、入院医療を提供する体制が整備され、**一般病床（急性期）**と**療養病床（慢性期）**の病床区分が行われました。

　成人看護学実習では、急性期看護学実習は主に急性期病棟で、慢性期看護学実習は主に慢性期病棟で実習が行われます。

　入院部門では、一般病棟、療養病棟のほかに、感染症病棟、結核病棟、集中治療室（ICU、CCU、NICU、MFICUなど）、ハイケアユニット、回復期リハビリテーション病棟、地域包括ケア病棟、緩和ケア病棟などがあります。

　一般病棟・療養病棟の診療科は、呼吸器科、循環器科、消化器科、脳神経外科・内科、内分泌（糖尿病）科、腎臓病科、泌尿器科、血液内科など多岐にわたります。急性期看護学実習では、これらのほか整形外科、婦人科、耳鼻咽喉科、眼科病棟などでも実習が行われます。また、急性期看護学実習では手術見学を体験できる場合があり、手術室看護師の役割について学習します。

　その他、リハビリテーション部、外来部門（各診療科）、訪問看護部門など、多岐にわたる部門、部署があり、看護学生が受けもち患者さんの治療経過に応じて、各部署で実習体験ができます。

引用文献

1）エリクソンEH，エリクソンJM：ライフサイクル，その完結，増補版. p.73，みすず書房，2001.
2）林直子，鈴木久美，酒井郁子，梅田恵美編：看護学テキスト 成人看護学 成人看護学概論 改訂第3版. pp.19-24，南江堂，2019.
3）文部科学省「大学における看護系人材養成の在り方に関する検討会」編：看護学実習ガイドライン－Ⅳ-2看護過程に基づくケアの実践. p.8，2020.
4）小松浩子，井上智子，麻原きよみ他：系統看護学講座 専門分野 成人看護学総論 成人看護学1第16版. pp.4-94，医学書院，2022.
5）アイリーン・モロフ・ラブキン，パマラD.ラーセン著，黒江ゆり子監訳：クロニックイルネス－人と病の新たなかかわり. p.9，医学書院，2007.
6）Mayo,L.：Guides to action on chronic illness. pp.9-13, 35, 55, National Health Council. 1956.
7）永田明，石川ふみよ監修：看護がみえるVol.4看護過程の展開第1版. pp.18-39，メディックメディア，2021.
8）渡邊トシ子編：ヘンダーソン・ゴードンの考えに基づく実践看護アセスメント第3版. pp.43-89，ヌーヴェルヒロカワ，2019.

9) 江川隆子編：ゴードンの機能的健康パターンに基づく看護過程と看護診断第6版. pp.38-58, ヌーヴェルヒロカワ, 2019.

10) T.ヘザー・ハードマン, 上鶴重美, カミラ・タカオ・ロペス編：NANDA-I看護診断定義と分類　2021-2023 原著第12版. p.144, 医学書院, 2022.

11) T.ヘザー・ハードマン, 上鶴重美, カミラ・タカオ・ロペス編：NANDA-I看護診断定義と分類　2021-2023 原著第12版. pp.144-145, 医学書院, 2022.

12) 永田明, 石川ふみよ監修：看護がみえるVol.4看護過程の展開第1版. p.112, メディックメディア, 2021.

13) 長谷川真美：胃切除により消化機能の低下のある患者の看護. 機能障害からみる看護過程2-消化・吸収・代謝・排泄・調整機能障害(今川詢子, 長谷川真美監). pp.62-70, 中央法規出版, 2018.

14) T.ヘザー・ハードマン, 上鶴重美, カミラ・タカオ・ロペス編：NANDA-I看護診断定義と分類　2021-2023 原著第12版. pp.462-549, 医学書院, 2022.

15) T.ヘザー・ハードマン, 上鶴重美, カミラ・タカオ・ロペス編：NANDA-I看護診断定義と分類　2021-2023 原著第12版. pp.169-513, 医学書院, 2022.

参考文献

・林直子, 佐藤まゆみ編：看護学テキスト 成人看護学Ⅰ 概論・周手術期看護 改訂第3版. 南江堂, 2019.

・中島恵美子, 山崎智子, 武内佐智恵：ナーシンググラフィカ 成人看護学④ 周術期看護. MCメディカ出版, 2017.

・鈴木久美, 籏持知恵子, 佐藤直美：看護学テキスト 成人看護学 慢性期看護 病気とともに生活する人を支える 改訂第3版. 南江堂, 2021.

・尾崎章子編：地域・在宅看護実習ハンドブック. 中央法規, 2021.

・塚本都子, 上谷いつ子編著：看護学生のための実習に役立つ記録の書き方. サイオ出版, 2021.

第 **2** 章

対象の特徴を
理解しよう

1 成人期の発達課題

1 成人の定義

成人は、さまざまな面から定義がされていますが、一般的には、心身ともに成長した人、いわゆる大人ととらえられます。ライフサイクルのなかでは、成人期といわれる年代です。成人期は、15歳以上〜65歳未満で、ライフサイクルのなかではもっとも幅広い年代です。年代によって、身体的・心理的・社会的な発達状況が異なるため、さらに青年期、壮年期、向老期に区分されます(図1)[1]。

2 青年期の特徴

青年期は、子どもから大人へと変化をしていく時期です。身体的な面では、性機能が成熟し、その他の身体機能も最も高くなります。そのため、有訴者率、受療率、死亡率が低い年代です。

社会的には、自己の役割を探す時期です。さまざまな経験をしながら、自己の価値を見出し、自我同一性(アイデンティティ)を確立していきます。青年期は自我同一性を確立する過程において、心理的に不安定になりやすい時期でもあります。そして、職業選択をして、社会人としての生活を開始していきます(表1)。

図1 成人期の区分

成人期　15歳〜65歳未満					
青年期 15歳〜30歳前後		壮年期 30歳前後〜60歳前後		向老期 60歳前後〜 65歳未満	
青年前期	青年後期	壮年前期	壮年後期		
15歳　　　　20歳	30歳	40歳　　　　50歳	60歳	65歳	

林直子，鈴木久美，酒井郁子ほか：看護学テキストNICE成人看護学成人看護学概論(改定第2版)，p.5，南江堂，2014. を参考に作成

表1 青年期の特徴

側面	特徴
身体面・健康問題	・性機能が成熟する。 ・身体機能は最も高くなり、有訴者率・受療率・死亡率は低い。 ・知能検査で測定される知的機能は18歳〜25歳頃がピークとなる。 ・不摂生な生活を送りやすい。 ・心理、社会面の影響による健康障害が現れやすい。 ・死因は自殺や不慮の事故が多い。
心理・社会面	・青年前期は反抗的・衝動的傾向が強い。 ・自我同一性（アイデンティティ）を確立する。 ・自我同一性（アイデンティティ）を確立する過程では、混乱や揺らぎが生じる。 ・社会のなかでの役割を探す。 ・職業生活を開始する。 ・新たな家庭を形成する。

❸ 壮年期の特徴

　壮年期は、青年期で築いた社会的役割や家庭役割を中心となって担い、最も充実した時期です。また、次の世代を育てていく年代でもあります。自己の役割や生活の充実にむかって、発展的に取り組んでいきます。そして、これらの経験や課題を達成していくなかで、人としてさらに発達をしていきます。

　身体的には、30歳以降は加齢に伴い、少しずつ身体機能の衰えがみられてきます。壮年期前期には、衰えによる体力の変化を感じることは少ないですが、壮年期後期には、自覚をするようになります。有訴者率も青年期と比較すると高くなり、長年の生活習慣による**生活習慣病**が発症しやすい年代です。心理的には、役割や責任が多いことから、ストレスを抱えやすい時期です。50歳代のうつ病や自殺の増加などが問題になっています。

　壮年期後期は、活動の中心を担いながらも、社会での将来的な限界を感じる時期でもあります。さらに身体的な衰えを感じ、死や老いについても考え始める時期です。そのため中年の危機といわれる揺らぎの心理状況も生じます（表2）。

❹ 向老期の特徴

　向老期は、**加齢**による身体機能の低下が進みます。日常生活への大きな支障はないものの、衰えを明確に感じる時期です。

　社会的には、活動の中心から退く時期です。定年退職や、再就職、孫の誕生、親の

表2 壮年期の特徴

側面	特徴
身体面・健康問題	・30歳以降加齢に伴う身体機能の低下が少しずつみられる。 ・40歳頃から視力が低下する。 ・50歳頃から聴力が低下する。 ・女性は40歳後半から50歳前半に卵巣機能が低下し閉経する。 ・女性はエストロゲンの減少、男性はテストステロンの減少で更年期症状を呈することがある。 ・記銘力は低下するが、思考力や判断力は充実する。 ・生活習慣病が発症する時期である。 ・壮年期前期の死亡要因は自殺が多く、壮年期後期の死亡要因は悪性新生物が多い。その他心疾患、脳血管障害が多い。 ・社会的心理的問題から、50歳代はうつ病や自殺が増える。 ・役割を優先した生活を送ることが多いため、病気を進行させることがある。
心理面・社会面	・家庭や社会生活において重要な役割を果たす。 ・社会的な責任は重くなり多忙になる。 ・子どもを産み育てたり、後輩を育成したり、次世代を育む。 ・家庭や社会生活の役割、出来事などはさらに自己の発達を促進する。 ・中年の危機がある。

表3 向老期の特徴

側面	特徴
身体的・健康問題	・身体的な衰えが著しくなる。 ・聴力は60歳代では急激に低下する。 ・結晶性知能*は容易には低下しないが、個人差がある。 ・生活習慣病が増加する。 ・死亡率は悪性新生物・心疾患・脳血管障害が多くなる。 ・加齢に加えて、今までの不摂生な生活習慣が積み重なると健康障害の程度は強くなる。個人差が大きい。 ・身体的、社会的変化に適応できないとうつ病につながる。
心理面・社会面	・家庭や社会生活において活動の中心から退く時期。 ・社会的引退、親の介護や死、配偶者との死別や別離などさまざまな喪失体験や危機的体験がある。 ・自己の存在や生き方を見直して老年期に向かう。

介護などといった役割の変化を経験します。また、親や配偶者、友人などの死を経験する機会も増えてきます。死は誰にでも訪れ、避けられないものであることを感じ、自己の老いや死について考え始めます。また、身体面や社会面での変化から、今まで培ってきた自己に対しての揺らぎが生じやすくなります。そして、歩んできた人生を振りかえりながら、今後訪れる老年期に向かって生き方を再構築する時期であり、身体的、社会的変化を受け入れることが課題となります（表3）。

＊結晶性知能：経験や学習によって培われる能力で、ものごとへの理解力や洞察力など。
　流動性知能：新しい課題に適応するために対処する能力で、計算力や暗記力など。

2 家族形態の特徴

1 家族形態

　社会の多様化に伴い、**家族**の定義は幅広くなっています。婚姻や血縁関係のみならず、情緒的なつながりがあり、お互いを家族と認識していることが、家族の定義と考えられます。同居も条件とはなりません。

　一方、**世帯**とは住居と生計をともにしている人の集まりを指します。近年は、夫婦のみ、または夫婦とその未婚の子からなる**核家族世帯**や、独身者や高齢者の**単身世帯**が増え、世帯主を中心とした直系の三世代世帯は減少しています。

　人の生き方の多様性に応じて家族をとらえることが必要です。家族員の構成や同居の有無などをみていく必要性があります。

2 家族の機能

　家族形態は、人によってさまざまですが、家族員同士にはなんらかのつながりがあり、相互作用をもちながら生活をしています。家族のなかでそれぞれが役割をもち生活機能を維持しています。また、経済の機能、養育の機能、情緒を安定させる機能、健康維持の機能など、互いに影響しあって生活しています。成人期にある人は家族内での役割が多いため、健康障害が生じるとほかの家族員の生活に大きく影響します。例えば、食事を作る役割を果たしている人が入院すると、ほかの家族員の食生活も変化します。役割を代わりに担う家族員がいたとしても、役割が増えることによる身体的、心理的負担が生じる可能性があります。ほかの家族員への影響は、家族内にとどまらず、個人の社会生活や発達課題へも影響を及ぼすことがあります。家族が果たす機能の維持が不安定になり危機的状況に陥ることもあります。一方、家族の絆が深まる場合もあります。

1 成人の生活の理解

1 成人の生活の場

　成人期にある人は、役割が多く多様な場の中で生活をしています。生活の場は、家庭、学校や学習の場、職場、地域、余暇の場などがあります。生活の場と健康は互いに影響しているため、個人の背景として知ることが必要です。

　家庭は、家族が共同して生活する場のことです。家庭内の誰が健康障害をきたしたかによって、家庭の機能への影響が異なります。健康障害をきたした人の家庭内の役割を把握しておくことが必要です。

　学校や学習の場は、青年期前期の人が中心ですが、現在は生涯学習の時代です。年齢に関わらず多様な場で学習をしている人が多くいます。対象者の生活背景の一つとしてとらえる必要があります。

　職場は、成人期は**生産年齢人口***であることから、長期間にわたりエネルギーを費やす場になります。職業の内容や就業形態、働き方は、健康問題へ大きく影響します。近年は、長時間労働による健康障害や、過労死が問題とされてきました。そのため、**ワーク・ライフ・バランス（仕事と生活の調和）**という考え方が普及してきています。仕事は、経済的な手段のみならず自己実現の場にもなります。健康障害により職業継続が中断されると、経済状況、個人が築いてきた自我、家族の機能や役割への影響が大きくなります。成人期にある人の職業をとらえることは、健康問題を考えるうえで非常に重要です。

　地域では、近所づきあいや町内会の活動などがあります。地域の人とのつながりは、防犯や災害、保健、福祉での**互助***にも繋がります。また、住んでいる地域により、保健・医療・福祉で受けられる制度の内容が異なることがあります。

　余暇活動の場は、趣味や娯楽、友人との交流の場など多岐にわたります。学業や仕事などの役割を遂行することだけではなく、くつろいだり楽しんだりする余暇活動は、

＊生産人口年齢：生産活動の中心となる人口。15歳〜64歳とされている。
＊互助：地域住民や親しい人などで互いに助け合うこと。地域における4つの助には、自助・互助・共助・公助がある。

心身の健康に影響し、生活の質を向上させ、生きる活力につながります。

② 成人のライフスタイル

　日常生活の過ごし方は、健康に影響をします。健康障害をきたした後も、健康を再構築していくためには日常生活の過ごし方が重要です。ここでは、国民健康栄養調査（令和元年）の結果をもとに、健康に関連する成人の基本的な日常生活の特徴についてみていきます[2]。

①食生活

　現在は、外食や持ち帰りの惣菜・弁当等を利用した食事の機会が増えています。仕事や家事、育児などが忙しく、食事の支度に時間が取れないことが理由の一つと考えられます。そのため、塩分やカロリーの過剰摂取といった栄養の偏りが問題となっています。これは、将来の生活習慣病につながる生活習慣といえます。外食の利用は、若い世代ほど、また、女性より男性が多い傾向にあります。持ち帰りの惣菜の利用は壮年期が多い傾向にあります。若い世代から、将来を見据えた食生活の改善が必要です。

②睡眠

　青年期、壮年期前期の睡眠時間は、6時間から7時間未満が最も多くなっていますが、壮年期後期は、5時間から6時間未満が最も多くなります。睡眠確保の妨げとなる因子は、青年期では、就寝前に携帯電話、メール、ゲームなどに熱中することが多く、壮年期では仕事や家事を理由にあげる人が多くなっています。成人期各期の立場や役割が、睡眠時間に影響していることがうかがえます。

③運動

　20歳以上で運動習慣のある人は3割前後となっています。男性は40歳代が少なく、女性は30歳代が最も少なくなっています。仕事や育児で忙しい時期には、運動をする時間を確保することが難しいと考えられます。しかし、50歳代以降は運動習慣がある人が増えてきます。身体機能の低下を感じ、体力の維持や向上のため、運動を始めると考えらえます。運動は、生活習慣病の予防や、身体機能の維持向上のほかに、精神的なストレスの緩和や楽しみにつながります。

　喫煙者の割合は、男性27.1％、女性7.6％となっており、昔と比べると減少傾向にあります。喫煙は、がんや慢性閉塞性肺疾患(COPD)などの要因となります。非喫煙者の受動喫煙による健康被害も問題になっています。飲酒は30歳代以上の男性の飲酒量が多くなっています。多量の飲酒は、肝硬変や肝臓がん、食道がんなどのリスクを高めます。ストレスへの対処が上手くいかず、アルコール依存症になることもあります。

2 成人を取り巻く環境の変化

1 人口減少と少子高齢化

　日本は、出生率の低下と平均寿命の伸長により、**人口減少**と**少子高齢化**が急速に進んでいます。価値観の多様性により未婚化、晩婚化、夫婦の出生力の低下が進んでいることが、理由の一つと考えられています。そして、**生産年齢人口の割合が減少し、働き手が不足している**ことが問題となっています。労働力不足は経済へ影響します。高齢化により医療や介護、年金などの社会保障の給付は増加しているにもかかわらず、労働力が不足しているため税や社会保険料を納める個人の負担が大きくなっています。

2 労働

　少子高齢化による、生産年齢人口の割合の減少は、働き手の不足をきたしており、社会問題となっています。高齢者の就業率は上昇しており、労働人口に占める65歳以上の比率は上昇しています。また、女性の就業率は上昇していますが、出産・育児・介護などを理由に就業を希望しない人、あるいは働きたいという要望があっても就業できない人もいます。

　生産年齢人口の減少を背景に、2019年には、一億総活躍社会がうたわれて、**働き方改革**が始まりました。個々の状況に合わせた多様な働き方ができることを目的としています。雇用形態による待遇の差をなくすことや、**過重労働**による健康障害や**過労死**が問題になっていたことをうけて、労働時間を見直して働きすぎを防ぎ、働く人の健康を守ることもねらいの一つとなっています。

　また、働き手の不足によって、公的年金の支給開始年齢は段階的に引き上げられ、それに伴い65歳までの雇用確保の義務化や、70歳までの就業確保の努力義務化が始まっています。向老期にある人は、社会の変化に伴い、状況に応じて働き続けなければならない年代になってきました。

③ 自然環境

　近年は、地震や集中豪雨による洪水・土砂災害などの自然災害が増えています。災害は、人の命や健康、当たり前に営んでいる生活そのものを大きく脅かすものです。被災者の健康維持のため、災害時に看護が果たす役割への期待は大きくなっています。個人や社会全体で、日頃から災害時の備えを行う必要があります。

④ ソーシャルメディア

　近年は、ソーシャルメディアが普及し、多くの人が利用しています。簡単に情報が入手できる利便性はありますが、不適切な利用や依存による身体的・心理的・社会的影響も問題になっています。ソーシャルメディアの利用が長時間になることで、睡眠や学習時間が減少したり、トラブルに巻き込まれたりといった問題も生じています。

⑤ 成人の健康を守る制度

　成人期にある人の健康を守るために、最低限理解しておくべき制度をあげます（表4）。

表4　成人の健康を守る制度

制度	概要
健康日本21	健康増進と生活習慣病の予防。
健康増進法	健康日本21を推進し、健康増進を進めるための法律。
がん対策基本法	日本人の死因第1位のがん対策に対する法律。
がん対策推進基本計画	がん対策基本法に基づき策定された具体的ながん対策。 国や都道府県で実施する。
特定健康診査と特定保健指導	生活習慣病予防のための健康診査と、対象者への保健指導。
労働基準法と労働安全衛生法	労働者の労働条件や安全、健康を守る法律。
医療保険制度	国民全員が加入し、医療が必要になった時に、加入している保険から医療費の一部が支払われる制度。国民健康保険と被用者保険の二つに分類される。75歳以上は後期高齢者医療制度になる。
介護保険制度	介護が必要となった高齢者にサービスを提供する制度。 第2号被保険者である40歳〜64歳までは規定された特定疾病の場合のみ適用される。

③ 成人と死

❶ 成人期における死

　死は、どのライフサイクルにおいても起こりうることで、成人期においても同様です（表5）。平均寿命が80歳代半ばの現在では、成人期は人生の途中です。社会で中心的な役割を担い、自己の発展にむけて取り組んでいる時期に死に直面することは、本人や家族に大きな衝撃や葛藤を与えます。キューブラー・ロスの**死の受容過程**では、人が死を受容する心理過程は、衝撃・否認・怒り・取引き・抑うつ・受容といった感情を行きつ戻りつしながら経過していくといわれています。

❷ エンドオブライフケア

　エンドオブライフケア（End-of-Life Care）の始まりは、人生の終焉を迎える直前の時期の人へのケアとされていました。しかし、現在は、病気の有無に関わらず、死について考え、最期までその人らしい生と死を支えるケア、そして、遺族へのグリーフケアも含まれた広い概念になっています。

　そのため、エンドオブライフケアが必要になる場面は多岐にわたります。表6に示したような場面では介入が必要です。具体的なエンドオブライフケアの内容は、病気や老いによって生じる**全人的苦痛**に対する**緩和ケア**、日常生活の支援、意思決定支援、グリーフケア、看取りケア、アドバンス・ケア・プランニング、すべての人を対象としたエンドオブライフケアに対する講演などがあります。

表5　成人期の死亡原因

成人期の区分	主な死亡原因
青年期	自殺・不慮の事故・悪性新生物
壮年期（前期）	自殺・悪性新生物・心疾患
壮年期（後期）	悪性新生物・心疾患・自殺・脳血管疾患
向老期	悪性新生物・心疾患・脳血管疾患

表6 エンドオブライフケアが必要となる主な場面

病気や老いを生じた人	家族	すべての人
・病気の診断を受けたとき ・治療やケアの選択をするとき ・治療やケアの中止を選択するとき ・病気や老いによる全人的苦痛があるとき ・死期を感じるとき ・死を迎える場の選択をするとき ・臨死期にあるとき	・左記同様の場面 ・死別をした後	・病気の有無にかかわらず死について意識をしたとき

③ エンドオブライフケアにおける生命倫理

　病状が末期になると、生命維持は困難になり、身体的苦痛が大きくなります。回復の見込みがない病状で、心肺蘇生や人工呼吸器の装着などの延命治療を行うことは、苦痛を増大させる可能性があります。また、苦痛を除去するための治療の実施や中止は、死期を早める可能性があります。人生の最終段階にある生と死に対する医療やケアについて、本人が自己決定した意思が反映され、倫理的に問題がないかを考える必要があります。

　これらを考えるうえで、まず、**安楽死、尊厳死、脳死**の問題について理解する必要があります。脳死は、日本では臓器移植法により臓器提供を行うことに限って、人の死であると認められています。一般的にとらえられている安楽死は、法的に認められていません。また、尊厳死は「一個の人格としての尊厳を保って死を迎える、または迎えさせること」[3]といわれていますが、一般的な定義では曖昧です。医療者は倫理的ジレンマに陥ることも多く、場合によっては法的責任が生じます。

　そのため、厚生労働省は、**「人生の最終段階における医療・ケアの決定プロセスに関するガイドライン」**を作成しています。積極的安楽死は対象外としており、ガイドラインに示した内容においても、医療者の法的側面については今後も検討していく必要があるとしています。具体的な内容としては、医療やケアの内容・開始・中止などの進め方は、医師等からの十分な情報提供や説明のもと、医療チームと話し合い、本人の意思決定が基本であること、また、本人の意向が変化することもあるため、話し合いを繰り返し行うことが謳われています。さらに、本人が意思を伝えられない場合もあるため、意思を推定する家族等の他者を決めておく重要性も述べられています[4]。

　人生の最終段階に自身が望む医療を受けるためには、予め意思を表明しておくことが重要といえます。意思決定ができなくなったときに備えて、望む医療やケア、望ま

図2 アドバンス・ケア・プランニングのイメージ

本人

**本人の意思を繰り返し話し合い
決定していく**

望む生活
望む医療やケア
望まない医療やケア
最期の時の希望　など

家族や
重要他者

医療ケア
チーム

尊厳ある生と死

ない医療やケアを事前に決定しておく**アドバンス・ディレクティブ**（Advance Directive：事前指示）が必要です。自分の命が末期のときに、延命治療を希望しない意向を示しておくことを、リビングウィル（Living Will）といいます。家族や信頼のおける人に自身の意向を伝え、内容を**事前指示書**として書面に残すことが望ましいといわれています。

　生命倫理を踏まえて、その人らしい尊厳ある生と死を支援するためには、本人の医療やケアの意向を確認し、医療者と話し合いながら治療やケアを進めていく**アドバンス・ケア・プランニング**（Advance Care Planning ACP：人生会議）をしていくことが求められます（図2）。

引用文献
1) 林直子, 鈴木久美, 酒井郁子ほか：看護学テキストNICE成人看護学成人看護学概論(改定第2版). p.5, 南江堂, 2014.
2) 厚生労働省：令和元年国民健康・栄養調査報告
   https://www.mhlw.go.jp/stf/seisakunitsuite/bunya/kenkou_iryou/kenkou/eiyou/r1-houkoku_00002.html （2023年1月5日閲覧）
3) 広辞苑
4) 厚生労働省：人生の最終段階における医療・ケアの決定プロセスに関するガイドライン
   https://www.mhlw.go.jp/file/04-Houdouhappyou-10802000-Iseikyoku-Shidouka/0000197701.pdf (2023年1月5日閲覧)

参考文献
・小松浩子ら：成人看護学総論(第15版). 医学書院, 2018.
・大西和子, 岡部聰子：成人看護学 成人看護学概論(第2版). ヌーヴェルヒロカワ, 2009.
・安酸史子, 鈴木純恵, 吉田澄恵：ナーシング・グラフィカ成人看護学①成人看護学概論(第3版). メディカ出版, 2015.

・厚生労働省：働き方改革一億総活躍社会の実現に向けて
https://www.mhlw.go.jp/content/000474499.pdf（2023年1月5日閲覧）
・小笠原知枝：エンドオブライフケア看護学—基礎と実践—. p.23, ヌーヴェルヒロカワ, 2018.
・内閣府：令和3年版高齢社会白書 第2節高齢期の暮らしの動向

第 **3** 章

急性期看護学実習で
学んで欲しいこと

1 急性期看護学実習で受けもつ患者さんの特徴

　急性期看護学実習では、主に**周手術期の患者さん**を受けもちます。周手術期とは、手術前、手術中、手術後の一連の期間になります。手術を受ける患者さんは、救急搬送されそのまま緊急手術となる人、救急搬送後に入院して予定手術となる人、あるいは外来から予定手術で入院してくる人がいます。緊急手術は、術前に十分に準備を整えることができないため、手術に伴うリスクはより高くなることから、実習では予定手術の患者さんを受けもちます。周手術期の患者さんの身体的・心理的・社会的側面への影響をとらえて看護過程を展開し必要な看護援助について学びます。

　手術は、患者さんの生命予後の改善やQOLの維持・向上のために、生体に意図的に損傷を加える治療法です。その種類には、切除術、摘出術、吻合術、切断術、移植術、形成術などがあります。手術により患者さんの身体構造や機能に大きな変化をもたらし、手術後の身体に適応するために生活の再構築を強いられることもあります。

　手術の方法は、**開放手術**のほかに腹腔鏡や胸腔鏡などを用いる鏡視下手術などがあります。後者は人体への影響が少ない**低侵襲手術**として近年増えています。いずれの方法も生体は侵襲を受け、ホメオスタシスを維持するためにさまざまな反応を示します。**手術侵襲に伴う生体反応**については、しっかり学習しておきましょう。

　術後は、全身状態の変化が著しく、異常の早期発見と起こりうる合併症や二次的障害を予防し、回復を促す援助を行っていきます。手術侵襲からの回復過程を示したものに**ムーア(Moore)の分類**があり、4相に分かれています。第1、2相は、生体がさまざまな反応を示す不安定な時期であり、患者さんの生命の安全を第一優先とし、安全・安楽な看護を提供していきます。第3相では、一定の身体的回復がみられ退院に向けて準備を行います。患者さんは、回復過程の途上で退院となるので、受けもちを始めた段階から、退院を見据えて計画的に情報収集し、手術後の身体に適応して生活できるように準備します。

　手術を受ける患者さんは、疾患や予後、手術に対する不安や恐怖、ボディーイメージの変容などによる自己概念の変化、仕事や家庭における役割の中断と隔絶など、多くの心理・社会的ストレスも抱えています。患者さんの**心理・社会的側面にも目を向け**、看護過程を展開していきましょう。

2 急性期看護の特徴

　急性期看護は、外傷や病気の急激な発症、慢性疾患の急性増悪、手術などによって、生体に侵襲が加わり、健康状態が急激に変化し、生体がその変化に適応するためにさまざまな反応を示している時期[1]の看護となります。

　患者さんは、生命の危機状況に陥ることがあるため、生命の安全を優先して看護していきます。生命維持に必要な呼吸・循環をはじめとする全身状態の観察を行い、**異常の早期発見**に努め、異常を認めた場合には迅速、かつ適切に対応していきます。対応が遅れたり判断を誤ると状態は悪化して、回復に時間を要したり、後遺症が残ってしまったり、死につながってしまうこともあります。バイタルサインや**フィジカルイグザミネーション**、検査データなどの情報を統合して、患者さんの状態を判断して、正しい知識と技術を提供していくことが大切になります。

　また急性期は、患者さんの身体的苦痛が大きい時期であり、苦痛の緩和(のケア)がとても大切です。患者さんのセルフケア能力が低下していることが多く、医療者の援助が必要になります。看護行為で負荷が続くことがないよう、休憩を取り入れるなど工夫していくことが大切です。

　受けもち患者さんによっては、術後管理がICUで行われることがあるので、事前に**クリティカルケア看護**についても理解を深めておきましょう。

> **Column　クリティカルケア看護**
>
> 　クリティカルケアは、外傷や重篤な疾病、侵襲の大きな手術などによって、急激な身体侵襲を受け、生命の危機状況に陥っている患者さんに対して、精力的かつ集中的な医療となります。
>
> 　クリティカルケア看護とは、侵襲によって生命の危機状況にある重症患者さんに対して、生命を維持し回復を支援する看護です。つまり重症患者さんへの急性期の看護ということになり、看護の対象は、重症患者さんとその家族です。クリティカルケア看護が行われる場所は、ICU：intensive care unit（集中治療室）が多いですが、集中治療が必要な場であれば一般病棟などもこれに該当します。

ICUでは、さまざまな生体モニターや医療機器、多くの薬剤を使用して、術後の患者さんを管理しています。バイタルサインや尿量、全身状態など経時的に緻密に観察して、異常の早期発見と対応、早期回復への援助に努めています。病室環境は一般病棟とは大きく異なり、非日常的な環境で過ごす患者さんがさまざまな体験をしている場面を見学したり、患者さんから直接情報を収集したりすることで、多くの学びが得られるでしょう。

　急性期看護は、患者さんの状態変化が著しく、タイムリーに看護を展開していく必要があります。

　周手術期の各時期の特徴について、事前学習を十分に行って実習に臨むようにしましょう。

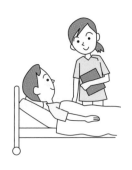

3 家族に対する看護

① 家族の心理・社会的特徴

　大切な家族の一員が急激な健康状態の変化で入院となることは、ほかの家族員にも大きな影響を与えます。発症が突然であったり、病状が重篤であればあるほど、家族の不安や恐怖は大きく、現状を受け止めきれず危機状況に陥ることがあります。家族は、患者さんの病状変化に一喜一憂し、自責の念や苛立ち、怒り、無力感などの感情を抱くこともあり、ときにすれ違いや意見の対立が生じることもあります。家庭内では役割変化が生じ、それまで患者さんが果たしてきた役割をほかの家族員が担うこととなります。また医療費が深刻な問題となることもあります。

　患者さんの家族にはさまざまなニードがあるので家族のニードについて把握し、充足できるよう援助を行っていくことが大切となります。救急・重症集中患者さんの家族は、患者さんのことを中心にしたさまざまな情報を求める**情報のニード**、患者さんに近づき何かをしてあげたいと思う**接近のニード**、患者さんに行われている治療や処置に対して、安心感、希望などを保証したいという**保証のニード**が、入院後、日数の経過とともに上昇することが明らかになっています。一方、自己の感情を表出することで満たそうとする**情緒的サポートのニード**、医療者、家族、知人などの人的、社会的リソースを求める**社会的サポートのニード**は、入院当初は高いものの、徐々に下降していくことが明らかとなっています[2]。どの時期にどのような家族のニードが高いのかを理解しておくと、タイムリーに援助を行っていくことが可能です。

　近年の新興感染症の影響で面会を全面的に中止した施設が数多くありました。患者さんにとって家族は大切な存在であり、病気と闘っていくうえで大きな支えとなることから、対面での面会が困難な状況下でも、各施設ではオンライン面会など工夫して、患者さんと家族をつなぎ、家族看護が行われていました。実習中、医師の病状説明などで家族が来院した際には、タイミングを逃さずに自ら家族に声をかけ挨拶し、お話をする時間をつくっていきましょう。

4 中範囲理論の活用

1 ストレス・コーピング理論

　手術を受ける患者さんや家族は、疾患や手術に対する不安、術後の疼痛や生活への影響など危機状況には至らないまでも、ストレスの強い状態に直面することがあります。さまざまなストレスは、術後の心身の回復に影響を与える恐れがあるため、ストレスに対して、上手にコーピング（対処）できるよう看護援助が必要となることがあります。

　同じ出来事でもストレスと感じるか否かは、その人やその人がおかれた環境によって異なります。ストレス・コーピング過程とはある出来事が自分にとってストレスであると認知、評価して、そのストレスに対処しようとする過程です。ラザルスの**ストレス・コーピング理論**を事前に学習して上手に活用していきましょう。

　急性期の実習でこの理論を用いる場合は、何をストレスと感じているのか、ストレスの程度は強い状態にあるのか、ストレスに対してどのようにコーピングしているのかをアセスメントします。また、問題に対する考え方や感じ方を変えようとする**情動中心のコーピング**か、あるいは問題そのものに働きかけて解決を図ろうとする**問題中心のコーピング**をしているのか、コーピング方法は妥当であるのかなどもアセスメントしていきます。そして、患者さんや家族がストレスに対して、うまくコーピングしていけるように看護援助を考えていきます。

2 危機理論

　突然の病気の発症や事故などで予期せぬ状況に陥ったり、病状が重篤であったり、問題が大きくそれまでの解決方法では乗り越えられないような事態に直面して、対処ができない場合に、患者さんや家族は**危機**に陥ることがあります。

　アギュララとメズィックの**危機モデル**は、危機を招いた出来事（**ストレスの多い出来事**）に遭遇したときに、それを解決する過程に焦点を当てた**問題解決型危機モデル**です（図1）[3]。

図1 ストレスの多い出来事における問題解決決定要因の影響

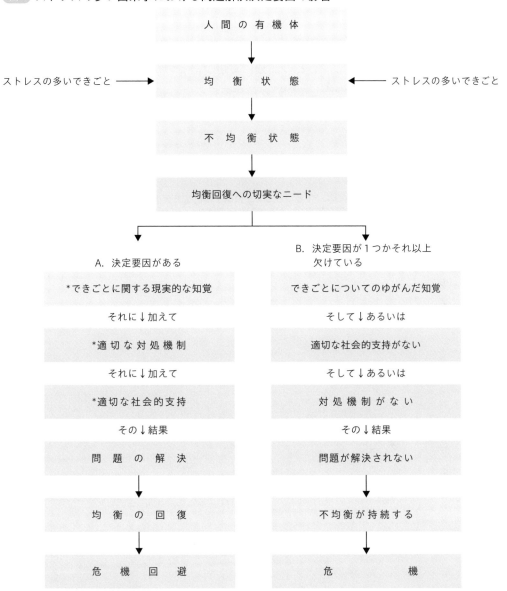

人　間　の　有　機　体

ストレスの多いできごと ───▶　均　衡　状　態　◀─── ストレスの多いできごと

不　均　衡　状　態

均衡回復への切実なニード

A．決定要因がある	B．決定要因が1つかそれ以上欠けている
*できごとに関する現実的な知覚	できごとについてのゆがんだ知覚
それに↓加えて	そして↓あるいは
*適切な対処機制	適切な社会的支持がない
それに↓加えて	そして↓あるいは
*適切な社会的支持	対処機制がない
その↓結果	その↓結果
問　題　の　解　決	問題が解決されない
均　衡　の　回　復	不均衡が持続する
危　機　回　避	危　　機

＊問題解決決定要因

ドナC.アギュララ：危機介入の理論と実際　医療・看護・福祉のために（小松源助，荒川良子訳）．p.25, 川島書店, 1997.

　一般に人は、均衡状態を示していますが、ストレスの多い出来事に遭遇すると、不均衡状態となり、均衡回復へのニーズを感じます。このときに、均衡を回復させる働きをする**バランス保持要因（問題解決決定要因）**が有るかないかによって、危機に陥るか否かが決定されます。バランス保持要因とは、出来事に関する現実的な知覚（出来事

をどうとらえているか）、ソーシャルサポート（どんな支援が受けられるか）、コーピングのメカニズム（どんなコーピングが働くか）の3つです。

　急性期の実習で危機介入を行う際には、この3つのバランス保持要因に注目して情報収集しアセスメントすることで、どの部分に問題があるのかを明確にします。そして、バランス保持要因が適切に機能して問題が解決できるように看護援助を検討していきます。

引用文献
1）川島みどり，菱沼典子監，森田夏美，大西和子編：臨床看護学叢書　2　経過別看護．p.21，メヂカルフレンド社，1977.
2）山勢博彰：重症・救急患者家族のニードとコーピングに関する構造モデルの開発—ニードとコーピングの推移の特徴から．日本看護研究学会雑誌，29（2）：95-102，2006.
3）ドナC.アギュララ，小松源助，荒川良子訳：危機介入の理論と実際　医療・看護・福祉のために．p.25，川島書店，1997.

1 術前の看護

　術前の看護は、手術が決定した時点から手術室入室までの看護となります（図2）。患者さんが主体的に手術に臨めるよう意思決定を支え、心身の準備を整えていきます。

1 外来から入院まで

①術前準備は外来から

　入院期間の短縮化に伴って、術前の看護は外来から始まっています。外来で病気の確定診断に至るまでの検査を行った後、安全に麻酔や手術が行えるかを確認するために**全身状態の評価**（術前検査）を行います。一般的には、血液検査、尿検査、胸・腹部X線検査、肺機能検査や心電図検査などが行われ、呼吸・循環機能、血液凝固機能、肝機能、腎機能、内分泌機能、栄養状態、感染症の有無、血液型などを検査します。また糖尿病や心疾患、脳血管疾患などの基礎疾患のある患者さんでは、疾患のコント

図2　術前（外来から手術当日まで）の流れ

外来	入院	手術前日	手術当日
□術前検査（血液検査、尿検査、胸・腹部X線検査、心電図、肺機能検査、他） □オリエンテーション（必要物品の準備、禁煙、呼吸訓練法、齲歯の治療、栄養状態を整える　等）		□臍処置（必要時） □シャワー浴 □浣腸、下剤（必要時） □最終飲食時間確認 □内服薬確認 □術前訪問（麻酔科医師、手術室看護師） □オリエンテーション（麻酔覚醒時の状態、体内挿入物、疼痛管理方法、早期離床、経口開始時期　等）	□歯磨き □髭剃り □入れ歯、貴金属類等除去 □手術着へ更衣 □弾性ストッキング着用 □同意書類確認 □最終排便、排尿確認 □バイタルサイン確認 □手術室へ

ロール状態や手術に耐えうる身体機能であるかどうかなど、さらに詳細に検査が行われます。

　外来看護師は、手術が決定した患者さんに対して、手術に向けて準備を行います。**手術前オリエンテーション**として、手術に必要な物品や日常生活の過ごし方、栄養状態を整えること、禁煙指導や呼吸訓練法などについて指導します。抗血小板薬やホルモン剤、骨粗鬆症の薬などを内服している場合は、術中の多量出血や止血困難の回避、血栓症の予防のために医師より休薬指示が出されます。医師の指示を確実に遵守できるよう指導します。

②術前の情報収集のポイント

　術前の情報として必要となるものに、病名、予定術式、麻酔方法、現病歴、既往歴、内服薬、身長、体重、喫煙歴、入院前のADL（activities of daily living：日常生活動作）、術前検査の結果、アレルギーや感染症の有無、インフォームドコンセントの内容と患者さんの受け止め方、バイタルサインなどがあります。学生は電子カルテに不慣れなためか、情報収集に苦労している場面を見かけることもありますが、限られた時間のなかで効率的に情報収集するためには、情報収集のポイントを押さえておきましょう。血液検査であれば、基準値から逸脱している数値は必ず押さえましょう。生理機能検査やCT（computed tomography：コンピューター断層撮影）、MRI（magnetic resonance imaging：磁気共鳴画像）などは、検査結果報告書を確認するとスムーズです。胸・腹部のX線検査などは、まずは画像を開いて自分の目で確認することが大切です。その際は、過去の画像と比較すると変化が分かりやすいことがあります。実習担当教員や実習指導者に一緒に確認してもらうのもよいでしょう。医師カルテには、患者さんの問題点を簡潔にまとめてある場合があるので、医師カルテもよく確認しておきましょう。

　そして、カルテからの情報以上に、直接患者さんと接して自分で情報を得ることがとても大切です。手術に対する受け止め方や不安などは、カルテに十分記載されていないことも多いので、実際に患者さんと接して確認しましょう。

　予定手術を受ける患者さんの入院は、手術の前日あるいは前々日となることが多いです。手術までの限られた時間の中で、看護に活かす情報を意図的に収集していくことがポイントですが、まずは患者さんとの信頼関係を構築していくことに力を入れるようにしましょう。そうすることで、きっと患者さんは多くの情報を提供してくれることでしょう。

収集した情報はアセスメントに活かしていきます。手術や麻酔に耐えうる身体機能であるか、術後予測される合併症にはどのようなものがあるかなどをアセスメントし、最良の状態で手術に臨めるよう心身の準備を整えていきます。

近年では**クリニカルパス**を適用する患者さんの入院が増えています。クリニカルパスは、医療の効率化と患者さんに標準的な医療を提供するために、入院中に行われる検査、治療、看護やリハビリテーションなどのスケジュールを、時間軸に沿ってまとめた治療計画です。患者さん用と医療者用があり、双方が目標を共有するものです。患者さんには患者さん用のクリニカルパスを用いて説明します。クリニカルパスを適用した患者さんを受けもつ場合は、患者さんのスケジュールを確認しておきましょう。なお、患者さんによっては、クリニカルパスから逸脱したり、変動したりすることがあります。これを**バリアンス**といい、正のバリアンスは、「術後経過が良好で予定より早く回復して、早期の退院が可能となった」場合で、負のバリアンスは、「術後合併症を併発して、入院期間が延びた」場合などがあります。バリアンスが発生した場合は、クリニカルパスは中止となることも覚えておきましょう。

② 手術前日

①手術当日と術後の状況を分かりやすく説明しよう

手術前日には、手術室入室までに行われる身体の準備や手術終了後の麻酔覚醒時の状態、体内挿入物、疼痛管理方法、早期離床の必要性や経口開始時期など、患者さんが術後の状態を具体的にイメージできるようにオリエンテーションを行います。また麻酔科医師や手術室看護師による**術前訪問**があるので、術前訪問が予定されている場合は実習指導者に申し出て見学できるようにしましょう。見学の際には目標を明確にして臨み、患者さんの反応をしっかりとらえていきましょう。

②手術前日の心身の準備

手術前日の身体準備として、手術の際の皮膚切開部の消毒効果を高めるために、可能な限り洗浄で汚れや異物を除去して綺麗にします。腹部の手術であれば、臍垢の術野混入を避けるためにオリーブオイルで処置し、シャワー浴などで身体を清潔にしておきます。さらに消化管内容物による術野の汚染防止や術後の縫合不全の予防のために、下剤や浣腸で腸管内容物を排出します。ほかに、絶飲食や内服薬の有無について医師の

指示を確認し、正しく遂行します。

　手術を受ける患者さんは、手術の成否や不測の事態や合併症の発生、疼痛や苦痛、身体機能の喪失や変化など、さまざまな不安や恐怖を抱いており、その一方で、手術に対する期待も抱いています。不安や恐怖、期待が入り混じった心理状態にあることを理解し、患者さんが必要とする情報を選択して伝え、患者さんが手術の必要性を理解し、同意して、前向きに手術に臨めるように援助します。

③ 手術当日

　手術当日は、出棟前までに、各病院で準備されている**チェックリスト**に沿って必要な同意書類が揃っているか、入れ歯やコンタクトレンズ、金属類などを除去しているか、最終飲食時間などを確認します。患者さんは、歯磨き、髭剃り、手術着への更衣、弾性ストッキングの着用を済ませ、手術室へ向かいます。

　手術室へは、多くの患者さんが徒歩で入室します。患者さんの不安や緊張は極度に高まっているので、落ち着いたトーンで声をかけて不安や緊張の緩和に努めながら、安全に配慮して手術室まで付き添います。車いすやストレッチャーで移送する場合も同様に、患者さんの心理面や安全面に配慮し移送します。

　手術室に入室した際には、患者さん自身に氏名、生年月日、血液型を述べてもらい、カルテ、IDカード、ネームバンドで照合します。本人確認と左右を含めた手術部位の確認は、手術室看護師、麻酔科医・主治医で行います。過去に、手術室への受け渡しの際に、患者さんを取り違えて手術が実施されてしまった事故や、左右を間違えて手術が実施されてしまった事故があったことからも、手術室入室時の患者確認は徹底して行われています。手術室での安全管理がどのように行われているかしっかり見学しましょう。

　病棟看護師から手術室看護師へは、病名、予定術式、術前の内服薬、感染症やアレルギーの有無、消化管の前処置、絶飲食時間、義歯やコンタクトレンズなどの人工物が確実に除去されているか、各種同意書類が揃っているかなど、確実に引き継ぎます。術前から術中へと継続した看護を提供するために、必要な情報を確実に申し送ります。

2 術中の看護

手術室看護師の役割は、患者さんの安全を守り、手術が円滑に遂行できるように専門的な知識と技術を提供することです。患者さんの手術の受け止め方、手術の侵襲の大きさ、麻酔の影響、患者さんの予備力などから、個々の患者さんに応じた看護を提供します。また、手術を行う環境を整えて手術部位の感染や深部静脈血栓症、手術体位に伴う褥瘡や神経障害などの二次的合併症を予防し、常に起こり得る状態を予測して看護を展開していきます。手術を受ける患者や家族の代弁者となることも求められています。

1 手術室の看護師の術前訪問

手術看護師は術前の患者さんを訪問してどのような不安を抱えているのかを知り、不安を少しでも軽減させることができるよう支援します。患者さんにとって未知の世界である手術や麻酔の説明を受けても、頷くだけで質問などできない場合も多いものです。**術前訪問**では、患者さんの思いを引き出し、良好なコミュニケーションを図る必要があります。手術や麻酔の説明の補足をする、手術室で行う看護の説明をするということも役割です。

また、実際に手術を担当する看護師が術前に患者さんと顔を合わせておくことは、患者誤認の予防や不安や緊張を和らげることにもつながります。

しかし、看護師だけでは解決できない不安をもつ患者もいます。例えば治療費に対する不安を抱えている場合には適切な部署と連携をとり、患者が知りたいことを説明してもらえるよう調整を行います。

2 手術中の看護師の役割

手術にかかわる看護師には、**間接介助**(外回り看護師)と**直接介助**(器械だし看護師)があります。

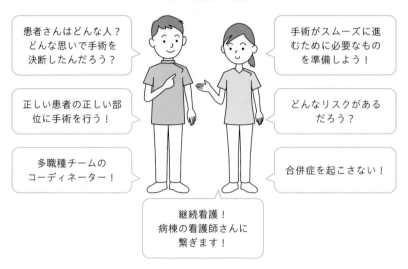

図3 間接介助の役割

外回り看護師の看護

患者さんはどんな人？
どんな思いで手術を
決断したんだろう？

手術がスムーズに進
むために必要なもの
を準備しよう！

正しい患者の正しい部
位に手術を行う！

どんなリスクがある
だろう？

多職種チームの
コーディネーター！

合併症を起こさない！

継続看護！
病棟の看護師さんに
繋ぎます！

①間接介助

　患者の意思を代弁し、安全・安楽な手術を提供するコーディネーターの役割です。手術時間が少しでも短くなることで患者さんに与える侵襲を少なくできるように、麻酔や手術に必要なものを準備します。

　入室時の病棟看護師との申し送りでは患者さんの氏名や手術部位以外にも、最終のバイタルサイン、絶飲食の確認、術前の内服薬の有無、既往歴、禁忌事項、入室直前の様子や同意書類、持参物（私物や薬剤など）の確認を行います。

　退室時には受けた手術や麻酔について、また術後の異常の早期発見、合併症の予防を継続して行えるように術中の患者さんの様子を病棟看護師に申し送ります。患者の状態から予測されるリスクを、外科医や麻酔科医と病棟看護師が情報共有することで適切な看護が提供できるようにします。（図3）

②直接介助

　外科医とともに手術時に手洗いをして、無菌操作で器械を渡す看護師のことです。手術前には器材類の滅菌が正しく行われているか、必要な物品の準備や数の確認などをします。外科医が手術を進めるなかで、何を使うか先読みをして器械を準備して渡します。また、手術中に使用する器械の滅菌状態を保つことができるように管理します。器械やガーゼなど体内に遺残する可能性のあるものは、カウント（p.47参照）しま

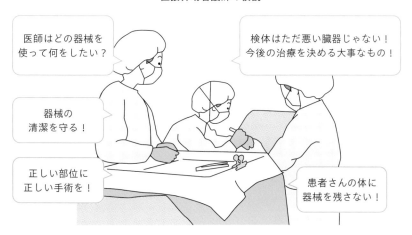

図4 直接介助の役割

直接介助看護師の役割

医師はどの器械を
使って何をしたい？

検体はただ悪い臓器じゃない！
今後の治療を決める大事なもの！

器械の
清潔を守る！

正しい部位に
正しい手術を！

患者さんの体に
器械を残さない！

す。摘出された検体の名称や保管方法を医師の指示に従い、正しく取り扱います（図4）。

③ 手術チームにおける看護師の役割

手術チームは多職種で、その日その手術ごとに構成されることも特徴です。例えば放射線を用いた経カテーテル大動脈弁置換術などでは、医師や看護師以外にも臨床工学技士、診療放射線技師、カテーテル製品を扱う企業もチームの一員となります。看護師は事前のカンファレンスなどメンバーが役割を発揮できるように調整役を担います。また、ほかの職種が何を役割としているのか、何を大事に思っているのかを知ることも多職種でのチーム医療には重要です。

④ 手術室看護の実際

①患者入室時の安全確認

入室時は**患者誤認**や**部位間違え**を予防するために、リストバンドと患者さん自身に名乗ってもらうことでの氏名確認、氏名以外の確認方法として生年月日や患者IDでの確認、また院内で統一された方法でのマーキングにて手術部位の確認を行います。手術室に来た患者さんはとても緊張しています。質問された内容にそのまま頷いてしまうこ

ともあるかもしれません。「名前を教えてください」、「今日手術する部位を教えてください」などオープンクエスチョンで尋ねることで、可能な限り患者さん自身に答えてもらえるようにします。

②麻酔の種類、麻酔導入時の看護

手術中の痛みや意識を取り除き、安全に手術を行うためには麻酔が必要です。手術中は**麻酔科医**が管理を行います。鎮痛（痛みがないこと）・鎮静（意識の消失）・筋弛緩（動かないこと）が大事な要素になります。

麻酔の種類と看護のポイントを表1に示します。

③手術の準備（全身麻酔）

▶患者入室～麻酔導入まで

手術台に横になったら、心電図、血圧計、パルスオキシメーターの装着を行い、麻酔導入前の状況の把握を行います。その後点滴ルートを確保します（図7）。その他の中心静脈カテーテルや動脈血ライン、膀胱留置カテーテルなど痛みを伴う処置は、患者さんの状況にもよりますが、麻酔導入後に行うことが一般的です。

▶手術体位の取り方

麻酔導入後に手術を行うための体位をとります。手術部位により体位はさまざまです。例えば、鎖骨や肩関節の手術では座位で行うこともあります。また経肛門、経腟操作がある場合は砕石位で行います。背面の手術では腹臥位を取ることもあります。

全身麻酔下の筋弛緩薬を使用している状況で、手や足がずれることや手術台から落下することは、骨折や関節の脱臼の可能性もありとても危険です。しっかり固定を行い手術中も確認を行います。患者さんの皮膚に触れるものでの圧迫や、ズレによる褥瘡が形成されないよう、手術が始まる前や手術中も可能な限り圧迫部位の除圧を行います。

手術中の患者さんは自分で動くことができません。術者が手術しやすい、麻酔科医が全身管理を行いやすい、手術創以外の傷や神経障害を生じさせないという視点で長時間の同一体位に耐えることができるように**体位固定**を行います。

手術を見学する前に、患者さんの疾患や術式、手術体位、麻酔方法などを事前に学習しイメージしておきましょう。手術見学がより有意義な学びにつながります。

表1 麻酔の種類と看護のポイント

麻酔方法		看護のポイント
全身麻酔	・意識や知覚、運動、呼吸を止めて眠らせ全身管理を行う。 ・麻酔薬や筋弛緩薬は呼吸を抑制するため、気管挿管を行い呼吸の管理を行う。 ・作用時間は吸入麻酔薬や静脈麻酔薬を流している間。	・全身麻酔導入時は、予期せぬ急変を生じる可能性がある。 ・気管挿管の刺激で血圧は上昇しやすくなる。
硬膜外麻酔	・硬膜外腔に管を留置し局所麻酔薬を注入する。 ・全身麻酔と併用されることが多い。 ・カテーテルが入っていても歩行可能。 ・術後の疼痛管理に役立つ。 ・作用時間は薬液を注入するための管が入っている間。	・患者の意識下で行われる。 ・横を向いて背中から針を刺すことは同じであるが、麻酔薬が入る場所が違う(図5)。 ・意識下で行われること、見えない背中に穿刺されることは、患者にとって大きな不安である。 ・穿刺しやすい体位の保持が重要(図6)。
脊髄くも膜下麻酔	・脊髄くも膜下腔に局所麻酔薬を注入し、下腹部以下の手術を行う。 ・麻酔が効いているうちは歩行できない。 ・麻酔が切れてくると痛みも感じるようになる。 ・作用時間は2時間程度で、下腹部以下の手術で行われる。	

図5 硬膜外麻酔と脊髄くも膜下麻酔

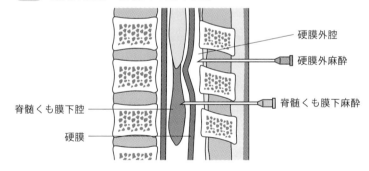

硬膜外腔
硬膜外麻酔
脊髄くも膜下麻酔
脊髄くも膜下腔
硬膜

図6 穿刺時の体位

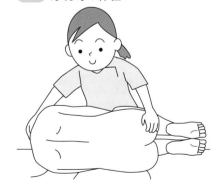

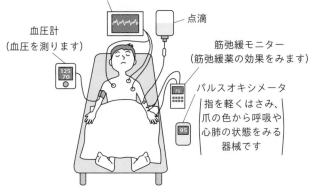

図7 麻酔導入前の準備

心電図
（心臓の動きをみます）

点滴

血圧計
（血圧を測ります）

筋弛緩モニター
（筋弛緩薬の効果をみます）

125
70

75

パルスオキシメータ
指を軽くはさみ、
爪の色から呼吸や
心肺の状態をみる
器械です

95

④手術開始から手術終了まで

▶タイムアウト

タイムアウトは執刀前に行い、手術チームの全員が手を止めて参加します。患者の氏名、手術部位などを確認し誤認を防止すること以外にも、参加するすべての職種に発言の機会を設けることができます。手術進行に必要な情報や予想されることを事前に打ち合わせることで、情報を共有し共通認識をもつ機会となっています。施設で定められた手順に沿って、どの手術でも同じ内容が共有し合えるようにします。

下記にタイムアウトの例を示します。

執刀医：患者氏名、年齢、性別、術前診断、予定術式、手術予定時間、術式変更の可能性、予想される出血量、術中に使用する薬剤など

麻酔科医：患者の状態から考えるリスク、アレルギー、患者管理の方法、使用薬剤など

看護師：必要器具の確認、器具の滅菌状態の確認、使用物品の確認

その他のコメディカル：使用する物品のサイズや方法の確認

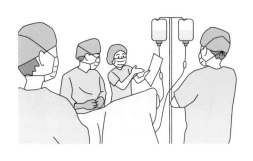

▶ **カウント**

　物品等の体内遺残防止のために皮膚を切開する前と体腔(腹腔・胸腔など)を閉じる前、皮膚を閉創する前に、使用した器械や小物類などの数が合っているか確認を行います。

▶ **出血量の測定**

　手術中の出血量を測定する方法は主に2つあります。手術中に使用したガーゼの重さを測定する方法と、術野からの出血を吸引し、吸引器に貯留した量を測定する方法です。

　出血量は循環血液量の変化を見る目安となります。

▶ **水分出納**

　手術中の患者さんは、術前の絶飲食による脱水や、麻酔やホルモンの影響により尿量が減少しやすい状態です。術中は尿量の測定を継続して行うとともに、カテーテルの異常がないかの確認を行います。

　出血量や尿量以外にも、不感蒸泄量や血管外への水分の喪失により水分欠乏が生じます。また手術の侵襲の程度や手術時間によっても違いが生じます。

▶ **体温管理**

　手術中は麻酔薬の影響や皮膚の露出、術野からの熱の放散、手術創の洗浄、輸液などにより体温が下がりやすい状況です。手術前から部屋を暖める(室温の確認)、手術台を温風式加温装置などで継続して温めること、露出を防ぎ皮膚を覆うなど、手術中も持続した体温の管理は重要です。体温が下がりすぎると手術部位の感染を起こしやすくなる、麻酔の覚醒が悪くなる、重篤な不整脈が生じる、血が止まりにくくなるなどの悪影響を及ぼします。

⑤麻酔覚醒から退室までの看護 ・・

　手術が終わると麻酔を終了します。全身麻酔では、人工呼吸器を使用しているので、自分で呼吸をしていません。自発呼吸が出たことを確認して麻酔医が気管チューブを抜きます。

　麻酔覚醒の流れと看護のポイントを表2に示します。

⑤ 手術室の環境

手術室の環境としては次のことが特に重要です。

表2　麻酔覚醒の流れと看護のポイント

麻酔覚醒〜退室の流れ	看護のポイント
麻酔薬をきる	・自発呼吸が出ることを確認する。 ・麻酔を覚ます段階では患者が急に動くことが予測されるので、必ずそばについているようにする。
覚醒状態の確認	・呼びかけに頷いたり、手を握ったり、目を開けたり指示に従うことができるかを確認する。
抜管	・気管チューブが入っていたため歯牙損傷がないかも確認する。
意識・呼吸状態の確認	・麻酔薬が残っていると、抜管後に呼吸が止まってしまうこともある。特に高齢者や肥満の患者では麻酔の覚めが悪いことがある。 ・痰が絡んでいるときは、喀出を促す、それが困難であれば吸引を行う。 ・抜管の刺激により血圧は上昇しやすいため、バイタルサインの確認を行う。
酸素マスク装着 退室	・体温の変動から震えが生じると、酸素消費量が増大し、不整脈を生じることがある。 ・創部の痛みや、麻酔の影響による吐き気を生じていないか確認を行う。 ・手術中の体位により皮膚や神経の異常はないかの確認を行う。

図8　手術室の空気の流れ

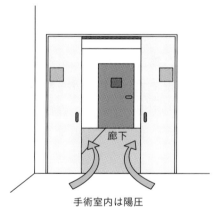

手術室内は陽圧
廊下のホコリなど入らないようにしている

●手術のベッド：術式によってさまざまな体位に変化し、手術がしやすいように幅が狭いことが特徴です。

●手術のライト：術野を照らす無影灯は、器械や術者の手などによる影ができないことが特徴です。

●手術室の空調：手術室は**陽圧**になっており、ホコリなど廊下から入らないようになっています（図8）。排気口の前に物を置かず空気を循環させること、部屋の扉をしっかり閉めておくことで手術室内の空気が清浄化されています。

⑥ 手術室見学実習にあたっての心がまえ

　手術室の看護師が大切にしていることは、"患者さんに安全で安楽な手術を提供したい"ということです。手術室の看護師に対して"ピリッとしていて怖い"という印象をもつ学生さんがいます。それは手術室看護師が患者さんの安全を守るために緊張感をもって看護をしているからです。手術の進行や患者さんの状態が落ち着いた状況のときは、学生さんに多くのことを学んでほしい、だから多くのことを教えたいと考えています。

　手術室の見学は、初めから終わりまで立っていることがほとんどです。朝食をしっかり食べ、睡眠をとり、体調管理をして見学に臨んでください。

Column　手術室看護師の発する"不潔"

　手術室看護師の発する「不潔です！」には、日常的な意味合いとちょっと違うことがあります。通常"不潔です！"と言われたら落ち込んでしまいますよね。でも手術室看護師の思う"不潔"は、"滅菌しているものに滅菌されていないものが触ってしまった！"という意味なんです。見学するときは、滅菌物がどれなのかを把握し、十分に距離をとることが重要です。

3 術後の看護

　術後の看護は、急性期から回復期を経て、退院して早期に元の生活に戻れることを目標に看護を展開していきます。

1 手術侵襲と生体反応

　手術によって生体に侵襲が加わると人間の身体はホメオスタシスを保とうとします。このホメオスタシスを保とうとする防御反応が侵襲に伴う**生体反応**です。

①神経・内分泌系の反応

　手術による出血、体液喪失、疼痛などの刺激は、視床下部に伝達され、**神経・内分泌反応**を示します（図9）。

　交感神経を介して副腎髄質から**カテコールアミン**（アドレナリン・ノルアドレナリン）が分泌され、末梢血管の収縮、心収縮力の増加、心拍数の増加によって循環血液量を維持し、術後は一時的に、頻脈や血圧が上昇します。またカテコールアミンは、インスリン分泌を抑制し、肝臓や骨格筋のグリコーゲンの分解を促進し血糖値が上昇します。

　下垂体前葉からは**副腎皮質刺激ホルモン**が分泌され、副腎皮質を刺激して、**アルドステロン**や**コルチゾール**が分泌されます。アルドステロンは、腎臓で水とナトリウムの再吸収を促進し、カリウムの排出を促して尿量が減少します。アルドステロンは、抗利尿ホルモンによっても分泌が促進されます。コルチゾールは、炎症・免疫反応を抑制し、糖新生*を促進します。さらに、**成長ホルモン**も下垂体前葉から分泌され、タンパク質の生合成、脂肪分解、糖新生を促進します。

　下垂体後葉からは**抗利尿ホルモン**が分泌され、尿の産生が抑制されて尿量は減少します。ほかにも**レニン、アンジオテンシン、アルドステロン系**も手術侵襲に伴って活性化し、血圧を上昇させます。

＊糖新生：体内に貯蔵されているグリコーゲンを使い果たし、外から補給されないと、筋タンパク質、脂質を分解して、グルコース（糖）を作り出す反応

図9 手術侵襲による神経・内分泌反応

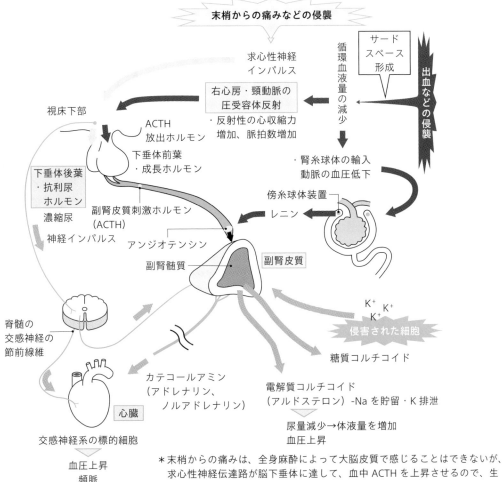

竹内登美子, 松田好美：講義から実習へ　高齢者と成人の周手術期看護2
術中/術後の生体反応と急性期看護第3版(竹内登美子編著). p.82, 医歯薬出版, 2019.

②炎症反応

　侵襲が加わると**炎症性サイトカイン**が遊離され、発熱、白血球増加、CRP（C反応性タンパク）の増加などが起こります。侵襲が大きいほど強く反応して、播種性血管内凝固症候群（DIC：disseminated intravascular coagulation）や多臓器障害（MODS：multiple organ dysfunction syndrome）を引き起こします。炎症性サイトカインが多量に産生されて、全身に炎症反応が引き起こされている状態を**SIRS**（systemic inflammatory response syndrome：全身性炎症反応症候群）といい、過剰な炎症反応を抑制する抗炎症性サイトカインが優位になると易感染状態を示す**CARS**（compensatory anti-inflammatory response syndrome：代償性抗炎症症候群）を招きます。

② 手術後の生体の回復過程（ムーアの分類）

ムーア（Moore）の分類は、手術後の生体の回復過程を示したものです。特に急性期の実習では、特に第1、2相は重要になりますので、しっかり押さえておきましょう。

①第1相：傷害期（異化期）

術直後から2〜4日持続します。神経・内分泌系の変動が大きく、サイトカインの反応によって体温、脈拍数は増加し、抗利尿ホルモンの分泌亢進によって尿量は減少します（**乏尿期**）。血管透過性が亢進し、血管内の水分、ナトリウムは血管外へ漏出し、**サードスペース**＊に貯留して、身体は浮腫み（むくみ）ます。肝臓に貯留されているグリコーゲンがグルコースに分解され、筋タンパク質や体脂肪も分解されて、糖新生が亢進し血糖は上昇します。副腎髄質からはカテコールアミンが分泌され、心拍数・心収縮力は増加して、血管収縮によって、循環血液量は維持（血圧の維持）されます。腸蠕動は減弱しており、患者さんは周囲のことに関心が乏しく、主体性も乏しくなります。

②第2相：転換期（異化〜同化期）

術後3日目前後から1〜2日間持続します。神経・内分泌系反応は鎮静化し、水・電解質バランスは正常化し、サードスペースに貯留していた水分は血管内に戻り、尿となって排泄されます（**利尿期**）。この時期に十分に尿量が確保されないと、循環血液量の増加によって心負荷が増大します。体温や脈拍数は正常化し、疼痛は徐々に軽減、腸蠕動は活発化し、経口摂取が開始されます。

③第3相：同化期（筋力回復期）

術後1週間前後から2〜5週間持続します。タンパク質代謝は**同化**傾向となり、筋タンパク質量が回復します。食欲も回復し排便は正常化して、体力も徐々に回復します。創傷治癒も促進され瘢痕化していきます。

＊サードスペース：血管透過性が亢進して、血管内の水分やナトリウムが血管外に漏出し、非機能的細胞外液として細胞内でも血管内でもない場所（空間）に貯留する。この場所（空間）のことをサードスペースという。

図10 術直後の患者さんのイメージ

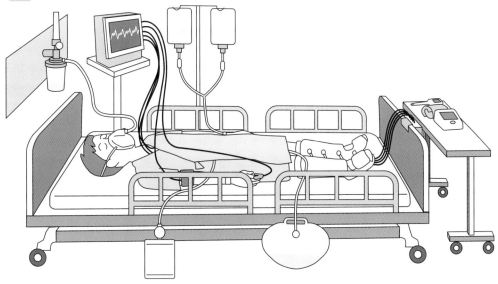

④第4相：脂肪蓄積期

術後数か月持続し、筋タンパク質の合成化が進み、脂肪が蓄積され体重は増加します。

3 術後の看護

手術が終了し、抜管後は麻酔科医が覚醒状況を確認した後に、病棟で術後管理が行われます。呼吸・循環に大きな影響を与える手術や侵襲の大きい手術の場合には、**ICU**（intensive care unit：集中治療室）などクリティカルケア看護が提供される場所で術後管理が行われます。一般病棟に帰室する場合は、ナースステーションから最も近い**リカバリルーム**などで、状態が安定するまで慎重に観察していきます。

術後は、異常の早期発見と合併症や二次的障害のリスクを踏まえてその予防に努め、安全・安楽で回復を促進する援助について考えていきます。

各術式に伴う術後の合併症のリスクや観察すべき項目は異なるので、事前にしっかり調べておくことが大切です。

①術直後〜24時間

術直後は、麻酔や手術侵襲の影響により、全身状態は変化しやすく、特に意識、神

経障害、呼吸、循環、代謝に焦点を当てて観察していきます(術直後の患者さんのイメージは、図10参照)。

　まず麻酔の覚醒状態を観察します。麻酔薬が残存している場合や、肝機能障害や腎機能障害のある患者さんでは、薬剤排泄能の低下により、覚醒遅延を認めることがあります。呼びかけに開眼や返答が可能であるか、離握手など指示動作に従うことが可能であるか観察します。麻酔覚醒状態は、**全覚醒**、**半覚醒**、**未覚醒**などと表記し、**GCS** (Glasgow Coma Scale：グラスゴー・コーマ・スケール)や**JCS** (Japan Coma Scale：ジャパン・コーマ・スケール)などを用いて評価します。覚醒遅延がみられる場合は、中枢神経系の合併症の疑いもあるため、対光反射や瞳孔不同の有無、四肢の神経障害の有無を確認します。

　呼吸器系への影響として、麻酔薬の残存や抜管後の喉頭浮腫などにより、上気道閉塞が起こることがあるため、気道の開通および呼吸状態が安定しているか観察します。いびき様呼吸を認める場合は、肩枕を挿入するなどして気道確保に努め、分泌物が貯留し、自己喀出が困難な場合には吸引を行います。

　疼痛や麻酔覚醒遅延などによって呼吸が浅くなり、低酸素血症や無気肺を生じることがあります。酸素投与は確実に行い、呼吸回数、呼吸パターン、呼吸音の減弱や副雑音の有無、SpO_2 (経皮的動脈血酸素飽和度)などを観察し、異常の早期発見に努めます。

　循環器系への影響は、出血、高血圧、低血圧、不整脈、心筋虚血、心不全や電解質バランスの乱れなどが起こりやすく、循環動態が不安定になりやすいです。

　術直後に循環変動が生じる主な原因に出血があります。手術で剥離した部位や血管の結紮部位、毛細血管からの出血、ドレーンなどによる物理的刺激、血液凝固異常や術後の高血圧などが原因となって、術直後〜術後48時間以内に発生する可能性が高いです(術後膵液漏などが生じれば、病日が経過しても発生するリスクはあります)。創部やドレーンからの出血量、バイタルサイン、血液データなどに注意していきます。100mL/h以上の出血を認めた場合は、再手術が必要になる可能性があるので速やかに報告します。

　術後の高血圧は出血を助長し、低血圧は腎血流を低下させ急性腎障害やショックへ移行するリスクがあるため、医師の指示に基づき至適な血圧管理を行っていくことが大切です。

　ほかにも、血管内脱水や電解質バランスの乱れに伴う不整脈や心筋虚血、オーバーバランスに伴う心不全をきたすこともあるため、バイタルサインや心電図モニター、水分

表3　せん妄の発症要因

直接要因	手術侵襲、薬物、脱水、低酸素血症、感染症、貧血、電解質異常、脳血管障害
誘発要因	疼痛、体動制限、感覚遮断、過剰不安、身体拘束、不眠、ICU環境
準備要因	年齢、性別、脳血管障害の既往、認知症、うつ病、慢性疾患（高血圧など）、喫煙、アルコール依存症

表4　PONVの危険因子

患者因子	女性（特に若年層）、非喫煙者、PONV歴/動揺歴
麻酔因子	2時間以上の揮発性麻酔薬の使用、笑気使用、術中、術後のオピオイド使用
手術因子	長時間手術、手術の種類（腹腔鏡、耳鼻科、脳外科、乳腺、斜視、開腹術、生殖器手術）
術後因子	オピオイド使用、疼痛、めまい、経口摂取、低Na血症、低Cl血症

バランス、電解質バランスなどに注意していきます。

　代謝への影響として、術中の麻酔薬の影響や低体温によりシバリングを認めることがあります。シバリングは酸素消費量を増大させるため保温に努めます。

　術後の疼痛は、麻酔覚醒後から術後24時間以内が最も強く、患者さんに苦痛を与えるだけでなく、血圧の上昇や後出血、呼吸器合併症などにも繋がります。患者さんの訴えや表情、バイタルサインなどから疼痛の程度をアセスメントして、積極的に鎮痛を図っていきましょう。痛みは患者さん自身にしかわからない主観的なものです。患者さん自身で痛みを感じたときに鎮痛薬を注入できる**PCA**（patient-controlled-analgesia：自己調節鎮痛法）が硬膜外や静脈内から投与されていることも多いので、PCAがある場合には、患者さん自身で使用できるように説明します。

　術直後から興奮やせん妄症状を認めることもあるので、ベッド転落やルート類の自己抜去には注意し安全確保に努めます。せん妄の発症要因には、直接要因、誘発要因、準備要因があり（表3）、これらが影響しあって発症することも多いため、術前にリスクをアセスメントし備えておくことも大切です。

　また、全身麻酔の影響による**PONV**（postoperative-nausea and vomiting：術後悪心・嘔吐）を認めることもあります。PONVには危険因子（表4）があり、リスクのある患者さんを事前に把握することが可能です。症状出現時には制吐剤で対応し、嘔吐時は誤嚥させないよう体位に注意します。

②術後1日目以降

　術直後より引き続き、合併症の予防に重点をおいて、状態変化を見逃さずしっかり観察し看護援助を行っていきます。

　呼吸・循環動態をはじめ患者さんの全身状態の安定を確認した後は、出来るだけ早期に離床を開始します。術式にもよりますが、術翌日には離床を促していくことが多く、また午前中に終了した手術であれば、術当日に離床を促すこともあります。**早期離床**は、呼吸運動を促進し、無気肺や肺炎など呼吸器合併の予防や、消化管の蠕動運動を促進しイレウスを予防します。また、循環を促進することで深部静脈血栓症を予防し、心拍出量が増大することで毛細血管の血流促進による創傷治癒促進や褥瘡予防、関節拘縮予防や筋力低下の防止など、術後のさまざまな合併症のリスクを予防するメリットがあります。

③術後に起こりやすい合併症と看護

▶ 循環器系の合併症

　術後出血のリスクは先に述べた通りですが、術後48時間程度までは注意して観察します。術後、傷害期と転換期に血管内とサードスペースで体液の移動がある時期は、特に不整脈、心筋虚血、心不全のリスクが高くなるので、バイタルサイン、尿量、水分バランス、発汗、浮腫、体重、電解質バランスなどに注意し観察します。

　また、離床時に起立性血圧低下を認めることがあるので、離床開始前にはバイタルサインを確認し、ベッド挙上、端座位、立位と段階的に進めていくことが大切です。

▶ 呼吸器系の合併症

　無気肺は、呼吸運動の抑制や気道分泌物の増加により、末梢気管支が閉塞し肺胞が虚脱した状態となり発生します。術後3日目以内に発症することが多く、特に開胸開腹手術では横隔膜の運動が抑制され、浅い呼吸となり発症頻度は上昇します。

　肺炎は、分泌物が貯留し病原微生物が増加した状態で、術後1週間前後で発症することが多いです。高齢者、喫煙歴や換気障害のある患者さんでは、リスクが高まります。

　呼吸回数、呼吸パターン、呼吸音、痰の性状、量、動脈血ガス分析結果、SpO_2、胸部X線検査、発熱、炎症データ、培養検査結果などに注意し観察していきます。排痰誘導や深呼吸誘導、疼痛コントロールをはかり、早期離床を促していきます。

▶ 消化管の合併症

　手術や麻酔による影響で、腸管の運動は抑制され、術後**イレウス**を発症することがあります。通常、術後2〜3日で腸蠕動は回復しますが、72時間以上経過しても回復し

ない場合は、腹部膨満感、嘔気、嘔吐などの症状の有無に注意します。特に開腹手術の場合は、術後の経過時間にかかわらずイレウスのリスクは高くなります。早期離床をはかり、腸管機能の回復を促しましょう。

▶ **感染**

術後の感染症は、**手術部位感染**(SSI：surgical site infection)と血流感染や尿路感染など手術部位以外に発生する**術野外感染**があります。手術部位感染は、皮膚の常在菌や消化管内容物による術野の汚染で発生します。糖尿病、低栄養状態、喫煙歴のある患者さんなどでは感染のリスクが高まります。

発熱、炎症データ、創部の発赤、腫脹、熱感、膿性の滲出液の有無、創部のドレッシング材が剥がれていないかなどを観察するとともに、スタンダードプリコーション(標準予防策)や清潔操作を徹底し、医師の指示に基づいて抗菌薬を確実に投与します。

▶ **縫合不全**

縫合不全は、縫合した組織が十分に融合せずに創の一部や全体が離開することで、体表の創部に限らず、体内の吻合箇所にも起こることがあります。特に術後1週間前後に低タンパク血症、糖尿病、感染、組織の脆弱化や吻合部の血流障害などが原因となって発生します。

代表的なものに、消化管の縫合不全があります。消化管の術後では、術後5〜10日目頃の発生頻度が高く、消化液が吻合部から腹腔内に漏出すると**腹膜炎**となります。

発熱、炎症データ、ドレーン排液の性状、創部やドレーン刺入部の発赤の有無などを観察していきます。縫合不全を予防するためには、術前から栄養状態を整えておくこと、血糖コントロールをはかること、禁煙の徹底、消化管の前処置を確実に行うことなどが大切になります。

▶ **深部静脈血栓症**

術中や術後の安静臥床による静脈血のうっ滞や凝固能の亢進、血管内皮細胞の障害で**深部静脈血栓**を形成することがあります。特に下肢の整形外科手術、外科、産婦人科などの開復手術後に生じやすく、術後1週間程度が発症しやすい時期です。深部静脈血栓が肺に遊離すると肺血栓塞栓症となり致命的となる場合があります。予防のためには、術中から弾性ストッキングの着用と間欠的空気圧迫法を実施し、術後は早期離床を進めます。

下肢の腫脹、色調の変化、ホーマンズ徴候の有無、Dダイマー値の上昇の有無などを観察します。

図11 疼痛スケール

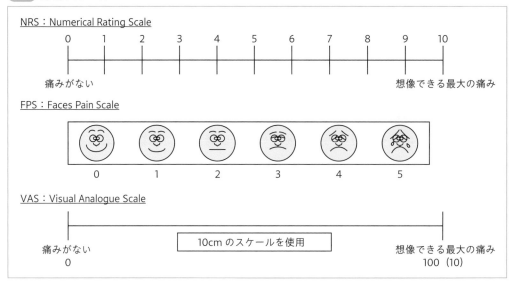

▶ **術後せん妄**

　手術を契機に発症する一過性のさまざまな精神症状で、通常は術直後あるいは術後1〜2日程度経過して、落ち着いていた患者さんが急に錯乱、幻覚、妄想状態となり、1週間程度続いて次第に改善していきます。**せん妄**を発症すると無意識にルート類を引っ張ったり、安静保持が困難になるなど、安全管理上危険であることが多く、患者さんの予後にも大きな影響を及ぼすことがあります。予防として、不安の軽減、光や音など環境の調節、夜間の十分な睡眠の確保、早期離床などを行います。症状の強い場合は、薬剤投与やせん妄ケアチームへのコンサルテーションなども検討します。

▶ **術後疼痛**

　術後疼痛は合併症のなかでも最も頻度が高く、創部痛や内臓痛、術中の同一体位に伴う筋肉痛、気管チューブによる咽頭痛やドレーンの牽引痛などがあります。疼痛があることで、循環動態に影響を及ぼしたり、患者さんの安全・安楽が守れなくなることもあります。術直後が最も強く術後5日程度で軽減します。

　疼痛は主観的なものであるため、医療者が共通した認識がもてるように客観的に評価できる指標を用いることが大切です。図11に疼痛スケールを示します。**NRS**（Numerical Rating Scale：数値評価スケール）は、痛みの程度を0〜10段階のうち、どの程度か数値で示してもらう段階的スケールです。**FPS**（Faces Pain Scale：表情評価スケール）は、患者さんの表情から痛みの程度を判定する方法で、言葉で伝えることが困難な

患者さんなどに使用します。**VAS**（Visual Analogue Scale：視覚的評価スケール）は、痛みの程度が10cmの線上のどのあたりか患者さん自身に示してもらう視覚的なスケールです。

　疼痛評価スケールは、患者さんの状況によって適切なものを選択していくことが大切です。

④退院に向けた指導

　転換期（第2相）に入ると、患者さんの関心は、徐々に家庭や社会復帰へと広がります。周囲に気を使い、行動範囲やセルフケアも拡大します。退院に向けて、日常生活の回復や社会復帰へと関心が広がっていきます。

　手術によって患者さんの身体構造や機能にどのような変化がもたらされたのか、退院後の患者さんの日常生活と直面する困難な状況や問題点を把握して、患者さんが対応できるように準備します。ストーマを造設した患者さんなどは、退院までに自己管理に必要な手技の獲得を目指しますが、家族の協力が必要な場合には、家族への指導も計画します。いずれも患者さんの反応を確認しながら、段階的に進めることが大切です。

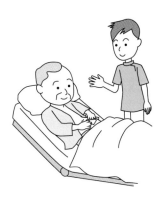

1 救急看護

　救急領域の実習では、救急医療を必要とする患者さんの受け入れ、救命処置、診断をつけるための検査や治療、患者さんや家族への援助、救急看護師の役割などについて見学し学習できるとよいでしょう。

1 救急医療体制

　わが国の救急医療施設は、患者さんの重症度によって初期（一次）救急医療施設、二次救急医療施設、三次救急医療施設に分類されています。

　初期（一次）救急医療施設は、帰宅可能な軽症患者さんに対応する施設で、休日夜間急患センターや在宅当番医が対応します。

　二次救急医療施設は、初期（一次）救急医療施設の機能に加え、入院や緊急手術が必要な中等症、重症の患者さんにも対応できる施設です。二次救急指定病院が当番制で診療を行う病院群輪番方式、病院の一部を開放して夜間休日診療を行うなどの共同利用型病院方式、小児救急医療拠点病院などがあります。

　三次救急医療施設は、二次救急医療施設で対応困難な生命危機に瀕した重症患者さんの対応をします。心肺停止、重症外傷、広範囲熱傷、脳卒中や心筋梗塞などの患者さんを24時間365日体制で受け入れる救命救急センターや高度救命救急センターと呼ばれる施設です。救急専門医や救急認定看護師など高度救急医療を提供するために必要な医療従事者が配置されています。

2 救急現場で働く看護師

　救急現場で働く看護師には、**ジェネラリスト**、救急看護認定看護師や急性・重症患者看護専門看護師、診療看護師、看護師特定行為研修を修了した**スペシャリスト**が活躍しています。また日本救急看護学会では、救急看護に関する教育コースとして、外傷初期看護セミナー（JNTEC：Japan NursingTrauma Evaluation and Care）、トリアージナースコース、ファーストエイドコース、救急初療看護コースなどを多数開講してお

ジェネラリスト：経験と継続教育によって習得した暗黙知に基づき、その場に応じた知識・技術・能力が発揮できる者[1]。いわゆる一般の看護師が相当する。

スペシャリスト：特定の専門分野で豊富な知識と卓越した実践能力を有し、高度で専門的な看護実践を提供し、他の看護職や医療従事者にも影響を及ぼす存在で、期待される役割の中で専門性を発揮し、成果を出している者。いわゆる認定看護師や専門看護師などが相当する。

　大規模な自然災害や多くの死傷者が発生した事故現場などに、災害急性期（発災からおおむね48時間以内）に駆けつけ、現場で応急治療や患者の搬送、現地病院の支援などの活動ができる機動性を有する災害派遣医療チームです。

　専門的訓練を受けた医師1名、看護師2名、業務調整員の4〜5人で1チームが編成され、現場で活動します。

り、自主的に受講し認定を受けている看護師が多数います。

　また**ドクターカー**や**ドクターヘリ**に同乗して、医師とともに救急現場に駆けつける看護師、被災地に出向いて救急活動を行う**DMAT**(Disaster Medical Assistance Team)隊員など、看護師の活動の場は施設外まで広がっています。

③ 救急患者さんの特徴

　救急患者さんの特徴は、事故や災害などによる外傷、急性疾患、慢性疾患の急性増悪など発症が突然であること、情報が限られていること、緊急度は高いが重症度はさまざまであること、発症原因は多様でさまざまな病態を呈すること、救急疾患と外傷の原因によって発症時間と場所に特徴があることなどがあります。また意識レベルが低下していることも多く、コミュニケーションが困難である場合や、患者さん自身で意思決定することが不可能な場合も多いです。さらに、突然の急性症状や外傷によって、不安や恐怖を感じていることが多く、心理的に不安定な状態で危機に陥りやすく、精神症状を合併しやすいなどの特徴もあります。

代理意思決定とは、患者さんの代わりに意思決定を行うことです。本来、意思決定は患者さん自身が行いますが、患者さんの意思が確認できない場合や普段通りの意思決定が困難な場合に、家族や後見人が代理で意思決定を行います。

救急の現場では、家族自身も不安定な心理状態のなか、患者さんに行われる治療や処置、生命を左右する重要な決断を短時間で決定しなければならず、家族の負担は大きいです。看護師は、患者さんと家族にとって最善の方針が決定できるように援助します。

4 救急患者さんの家族の特徴

救急患者さんの家族の特徴は、予期しない急激な出来事が脅威となりパニック状態に陥りやすく、情報不足による不安や苛立ちなど心理的苦痛が大きくストレス反応を引き起こすことがあります。また**代理意思決定**に伴う葛藤が生じやすく、患者さんが死亡した場合には**悲嘆反応**を示すことがあります。家族システムの均衡は崩れ、家族の発達課題へ影響をおよぼしたり、経済的負担がのしかかったりするなどの特徴があります。

5 救急患者さんのアセスメント

救急患者さんのアセスメントは、最初に緊急事態で直ぐに対応が必要か否か、素早く全身状態を観察し判断します。緊急度と重症度から判断しますが、災害時や救急外来で患者さんが多数いる場合は、短時間で緊急度と重症度に応じた診療の優先順位をつける**トリアージ**を行います。

トリアージは、救急外来を受診した患者さんを順番に診察するのではなく、**トリアージナース**が救急処置を必要とする状態か否か、**緊急度判定システム**（JTAS：Japan Triage and Acuity Scale）（表5）を用いて、診察の優先順位を決定します[1]。いったん緊急度が低いと判断した場合でも急変の可能性は否定できないため、トリアージナースは患者さんの評価を継続します。独歩や自家用車で来院する患者さんでも、緊急度や重症度が高い場合があるので、来院方法にかかわらずトリアージを行い緊急度を判定します。

表5 JTASシステムにおける緊急度と5段階レベル

レベルと分類	状態	再評価
レベル1―蘇生	生命または四肢を失う恐れ（または差し迫った悪化の危険）があり積極的な治療が直ちに必要な状態	継続
レベル2―緊急	潜在的に生命や四肢の機能を失う恐れがあるため、医師による迅速な治療介入が必要な状態	15分毎
レベル3―準緊急	重篤化し救急処置が必要になる潜在的な可能性がある状態。強い不快な訴状を伴う場合があり、仕事を行ううえで支障がある、または日常生活にも支障がある状態	30分毎
レベル4―低緊急	患者の年齢に関連した症状、苦痛と感じる、潜在的に悪化を生じる可能性のある症状で、1～2時間以内の治療開始や再評価が望ましい状態	60分毎
レベル5―非緊急	急性期の症状だが緊急性のないもの、および増悪の有無に関わらず慢性期症状の一部である場合	120分毎

日本救急医学会，日本救急看護学会，日本小児救急医学会，日本臨床救急医学会　監：緊急度判定支援システムJTAS 2017ガイドブック. pp.20‒22，へるす出版，2017. を参考に作成

6 救急看護師の役割

　救急看護師の役割は、心肺停止の患者さんへの蘇生処置、出血や骨折などに対する応急処置、医療処置の介助、緊急度・重症度を判断して必要な救急処置と優先順位を判断するトリアージなどがあります。ほかにもトイレ介助などの生活行動援助、患者さんや家族のこころのケアや倫理的配慮、救急医療チームの調整、スムーズに救急処置ができるようにするための環境調整、救急物品の整備や準備、一般市民への救命・救急処置の指導など多岐にわたります。

2 集中治療室における看護

ICU（intensive care unit：集中治療室）とは、内科系、外科系を問わず呼吸、循環、代謝、その他の重篤な急性機能不全の患者さんを収容し、強力かつ集中的に治療・看護を行うことにより、その効果を期待する部門であると定義されています[2]。患者さんは生命の危機的状況にあり、全身状態が不安定で、自身の回復力では改善が難しく、セルフケア能力は低下しています。このような状態にある患者さんに対して、多くのモニタリング機器や医療機器など最新の設備が整った環境で、さまざまな医療専門職が昼夜を問わず24時間、集中的に治療と看護を提供しています。

侵襲の大きな手術を受ける患者さんも、術後はICUで全身管理が行われます。受けもち患者さんがICUに入室する場合は、どのようなリスクがありICUで術後管理が行われるのかを考えましょう。そして、一般病棟と大きく異なるICUの環境や、ICUで行われている術後管理など実践されている看護を学ぶことができるとよいでしょう。

1 ICUの種類と管理体制、看護師配置基準

ICUの種類と入室基準は各施設で異なり、さまざまに細分化されています（表6）。

管理体制は、主治医がすべての治療方針を決定し、患者さんの管理・治療を行うOpen ICUと集中治療の専門医である集中治療医が患者さんのすべての治療方針を決定し管理・治療を行うClosed ICUがあり、各施設で異なります。

看護師配置基準は、患者さん2名に対して看護師1名が常時配置される2:1看護が提供されています。HCU（high care unit）は、ICUの患者さんより重症度は低いけれど、一般病棟で管理するには難しい状態の患者さんが入室している部署で、看護師配置基準は、患者さん4名に対して看護師1名が常時配置されています。

2 ICUの環境

ICUの環境は一般病棟と大きく異なります。ベッド周囲は、さまざまな医療機器を配置できるスペースが広く設けられており、医療ガスの配管やコンセントが各ベッドサ

表6 ICUの種類と対象患者

一般総合集中治療室	GICU：general ICU	診療科を問わず，呼吸・循環・代謝障害などを引き起こしたあるいはその可能性のある患者を収容する。
三次救命救急集中治療室	EICU：emergency ICU	三次救急搬送された患者を収容する。
冠動脈疾患集中治療室	CCU：coronary care unit	循環器系，特に心血管系の疾患を抱える患者を収容する。
熱傷ケアユニット	BCU：burn care unit	広範囲熱傷患者を収容する。
ハイケアユニット	HCU：high care unit	ICUよりは軽症であるが、一般病棟で管理が難しい重症度の患者を収容する。
脳卒中集中治療室	SCU：stroke care unit	脳卒中患者を収容する。
小児集中治療室	PICU：pediatric intensive care unit	重篤な小児患者を収容する。
母体・胎児集中治療室	MFICU：maternal fetal intensive care unit	妊娠から出産までに何らかのリスクをもつ母親とその胎児。
新生児回復室	GCU：growing care unit	NICUで治療を受け状態が安定してきた後、引き続きケアが必要な新生児を収容する。
新生児集中治療室	NICU：neonatal intensive care unit	低出生体重児や早産児、何らかの疾患のある新生児を収容する。

イドに複数設置されています。ほかにも多数の生体モニタリング機器、輸液ポンプ、シリンジポンプ、人工呼吸器、補助循環装置、血液浄化装置、除細動器など高度な医療機器がいつでも使用できるように完備されています（図12）。

　ICUフロアは、各ベッドをカーテンやパーテーションで仕切る大部屋のようなオープンフロアや個室があります。個室は室内気圧を陰圧と陽圧に切り換えることが可能です。一般的に空気感染を発症した患者さんは陰圧個室管理とし、免疫不全状態や抵抗力が低下している患者さんは陽圧個室管理とします。患者さんの状態によって、適切に室内気圧を管理します。

　ほかにも、療養中の患者さんにとっては、安楽が保持しがたいICUならではの特殊な環境があります。医療機器の作動音やアラーム音、医療従事者の話し声や足音、ナースコールや医療処置に関する音など、さまざまな騒音が昼夜を問わずあります。また、夜間は消灯しますが、多くの医療機器の光や、処置が行われる場合は点灯することもあり、患者さんにとって快適とはいえない環境です。加えて、安静臥床に伴う視界の制限や行動制限、家族や社会からの隔絶、プライバシーが保持されにくいなど非日常的な環境です。

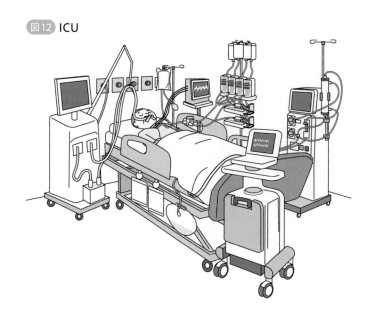

図12 ICU

3 ICUの看護師の役割

　ICUの看護師は、生命の危機的状況に陥っている重症患者さんに対し、24時間集中的に安全、安楽な看護を提供し、患者さんの生命危機の回避と機能障害の程度を最小限にとどめながら早期回復に向けた援助を行う役割があります。バイタルサインや生体モニター、フィジカルアセスメントから得られた情報に加え、諸検査の結果、投与薬剤や医療機器との関連などを総合的にアセスメントして、患者さんの全身管理を行っています。また、使用している医療機器が正しく作動しているかどうかや、感染予防、廃用症候群の予防、早期リハビリテーションの実施、患者さんの身体的、精神的苦痛の軽減、日常生活援助や快適な療養環境の整備、家族への援助など多職種と協働しながら看護を行っています。ICUの患者さんは、疾患や治療により意識レベルが低下し、本人の意思を確認することが難しい状況にあることも多く、家族に代理意思決定が求められることがあります。また、患者さんが重症であるが故に、治療方針の決定までに時間的猶予がないことや集中治療における終末期医療の問題など患者さんと家族を取り巻く倫理的問題も数多く潜んでいます。そのため、ICUの看護師は倫理的問題に気づく能力も必要となります。

③ 入院患者さんの急変時の看護

入院患者さんの急変は、予測できるものについてはあらかじめ対策を講じておくことが可能ですが、予測ができないものに遭遇したときは対応に慌ててしまうことがあります。入院中に順調に回復していた患者さんが、急変して死亡することがあるのですから当然かもしれません。しかし、患者さんが急変して心停止となる8時間以内には、呼吸状態に何らかの変化があることが明らかになっています[3]。看護師は患者さんの最も身近にいる存在ですから、日々のバイタルサインや意識の変化など、何らかの急変の予兆に気づくことがありますが、この気づきの力は、個人の経験値によって大きく左右されます。そこで、経験を問わず客観的な基準を用いて評価することができるNEWS 2（National Early Warning Score 2：早期警戒スコア）[4]などを導入している施設もあります。これは、患者さんのバイタルサインや意識状態など全6項目を点数化して、総合得点から急変のリスクを評価するものです。

ほかにも状態が悪化しつつある患者さんの心停止を未然に防ぐために、RRS（rapid response system：院内迅速対応システム）を立ち上げ、RRT（rapid response team）やMET（medical emergency team）などの急変対応チームが活動している施設は多くあります。RRTは、要請に応じてメンバーが現場に駆けつけ、患者さんの状態を評価し重症化させないように対処したり、酸素投与や血管確保、ICUへの入室調整など必要な処置を実施したり、医師の緊急招集などを行います。チームは看護師やコメディカルが中心となって活動していることが多いです。METは、気管挿管などのACLS（Advanced Cardiovascular Life Support：二次救命処置）を開始できる医師を含むチームで、要請に応じて現場に駆けつけ急変対応を行います。

コードブルーは、患者さんが急変した際に、緊急事態を知らせるための院内緊急招集コールです。放送が入ったら、近くにいる医師や看護師が迅速に現場に駆けつけ、急変対応を行います。

Column　NEWS2の6項目

呼吸数、酸素飽和度、収縮期血圧、脈拍数、意識レベルまたは新たな混乱、体温

① BLS（Basic Life Support：一次救命処置）

　BLSは、心肺停止または呼吸停止に対して行うCPR（cardio-pulmonary resuscitation：心肺蘇生法）です。その場に居合わせた人が誰でも直ちに行える処置で、**胸骨圧迫**と人工呼吸による**心肺蘇生**と**AED**（automated external defibrillator：自動体外除細動器）を用いた除細動がその手技に含まれます。図13に**医療用BLSアルゴリズム**を示します[5]。

　心肺停止した人に良質な心肺蘇生法を行うことは、患者さんの予後を左右することに繋がります。学内演習を振り返り、日頃からイメージトレーニングや手技の練習を繰り返しておくとよいでしょう。そして、速やかに医師を含む医療チームで行われる心肺蘇生法である**ACLS**（Advanced Cardiovascular Life Support：二次救命処置）につなげられるようにしましょう。

Column　ACLS

　ACLSとは、医師を含む医療チームによって行われる心肺蘇生法で下記の処置が含まれます。
・人工呼吸、心臓マッサージ
・気管挿管などによる確実な気道確保
・高濃度酸素投与
・電気的除細動
・静脈路確保と薬物投与

図13 医療用BLSアルゴリズム

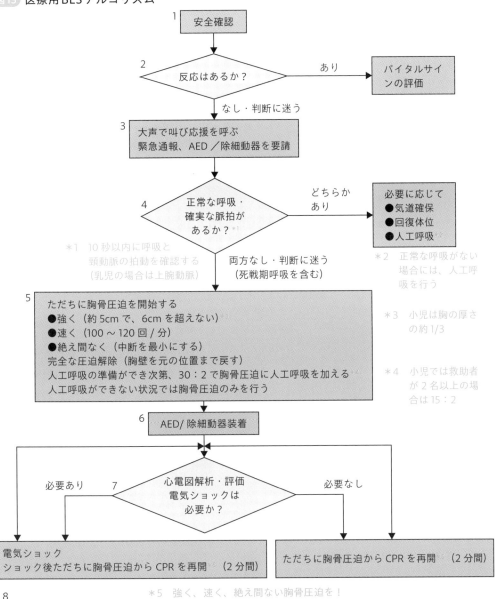

1 安全確認

2 反応はあるか？ → あり → バイタルサインの評価

なし・判断に迷う

3 大声で叫び応援を呼ぶ
緊急通報、AED／除細動器を要請

4 正常な呼吸・
確実な脈拍が
あるか？ → どちらかあり → 必要に応じて
●気道確保
●回復体位
●人工呼吸

*1　10秒以内に呼吸と
　　頸動脈の拍動を確認する
　　（乳児の場合は上腕動脈）

両方なし・判断に迷う
（死戦期呼吸を含む）

*2　正常な呼吸がない
　　場合には、人工呼
　　吸を行う

5 ただちに胸骨圧迫を開始する
●強く（約5cmで、6cmを超えない）
●速く（100～120回／分）
●絶え間なく（中断を最小にする）
完全な圧迫解除（胸壁を元の位置まで戻す）
人工呼吸の準備ができ次第、30：2で胸骨圧迫に人工呼吸を加える
人工呼吸ができない状況では胸骨圧迫のみを行う

*3　小児は胸の厚さ
　　の約1/3

*4　小児では救助者
　　が2名以上の場
　　合は15：2

6 AED/除細動器装着

7 心電図解析・評価
電気ショックは
必要か？

必要あり

必要なし

電気ショック
ショック後ただちに胸骨圧迫からCPRを再開　（2分間）

ただちに胸骨圧迫からCPRを再開　（2分間）

8　　　*5　強く、速く、絶え間ない胸骨圧迫を！

ALSチームに引き継ぐまで、または患者に正常な呼吸や目的のある仕草が認められるまでCPRを続ける

日本蘇生協議会　監：JRC蘇生ガイドライン2020. p.51, 医学書院, 2021.

引用文献

1) 日本看護協会：継続教育の基準 ver.2
   https://www.nurse.or.jp/nursing/education/keizoku/pdf/keizoku-ver.2.pdf.p.6（2023年2月20日 閲覧）

2) 日本麻酔科学会ウェブサイト：集中治療を受けられる方へ：https://anesth.or.jp/users/common/intensive_care（2022年12月27日閲覧）

3) Schein RM, et al.：Clinical antecedents to in-hospital cardiopulmonary arrest. Chest 98（6）：p.1388－1392, 1990.

4) Royal College of Physicians：National Early Warning Score（NEWS）2
   https://www.rcplondon.ac.uk/projects/outputs/nationalearly-warning-score-news.（2022年11月22日閲覧）

5) 日本蘇生協議会監：JRC蘇生ガイドライン2020. p.51, 医学書院, 2021.

参考文献

・日本救急医学会, 日本救急看護学会, 日本小児救急医学会, 日本臨床救急医学会　監：緊急度判定支援システムJTAS　2017ガイドブック. pp.20－22, へるす出版, 2017.

第 **4** 章

慢性期看護学実習で
学んで欲しいこと

1 慢性期看護学実習で受けもつ患者さんの特徴

慢性期看護学実習では、慢性疾患とともに生きる人や終末期にある人を受けもちます。慢性疾患の特徴は、①病気が徐々に進行する、②急性増悪を繰り返す、③完全に治癒することは難しい、④合併症が併発しやすい、⑤後遺症が残ることがある、などがあげられます。長期にわたり医療を必要とし、内服や自己注射、食事、運動など、生活をコントロールする必要があります。つまり、慢性疾患はその特徴からセルフマネジメントによる影響をうけ、自己管理が十分できなかったり不摂生するなどで、病気が進行し病状が悪化したり、合併症を併発したりします。また、感染症に罹患するなどで急激に悪化し、死にいたる場合もあります。

成人看護学実習では18歳から65歳までの患者さんを受けもつことが理想的ですが、現実には65歳以上の方を受けもつことがあります。日本における高齢化の急速な進行はもとより、長期にわたり医療を必要とする慢性疾患の特徴から高齢の患者さんが増えてくるのは当然といえます。入院患者さんの年齢構成をみても高齢化が進んでいることは明らかです。高齢になることで、成人期の経過において加齢現象から発症する疾患が加わり、疾患の種類や発症の経過、治療の経過、療養の経過は多様です。生活習慣病など慢性疾患のリスクは高まります。加えて、複数の疾患に罹患し、それに伴う健康障害が日常生活に多大な影響を及ぼします。

慢性疾患とともに生きてきた患者さんは、長い治療や療養の経過、複雑な病態が考えられます。特に高齢の患者さんの場合はさらに多様です。現病歴や既往歴ではこれまでの経緯と入院のきっかけ、自覚症状や日常生活への影響などについて、また、生活するうえで心がけていること、困っていること・心配なこと、家族背景などについて、丁寧に把握することが大切です。患者さんとの対話において、長年にわたって疾患と向き合ってきた患者さんの経験に耳を傾け、情報を収集しましょう。傾聴を心がけることが重要です。

1 慢性疾患の一般的な経過

慢性疾患は、進行が遅く長期にわたり医療が必要で、完全に治癒することが難しい

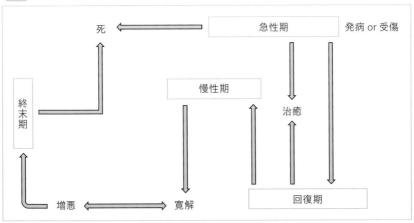

図1 疾患の一般的な経過

死　←　急性期　　発病 or 受傷

終末期

慢性期

治癒

増悪　←→　寛解　　回復期

か、あるいは、治癒する場合でも長い期間を要する病気です。

　代表的な慢性疾患には、脳血管疾患、心疾患、糖尿病、高血圧症といった生活習慣病、大腸がんや肺がんなどの悪性新生物、パーキンソン病や全身性エリテマトーデス（SLE）などの難病、慢性腎臓病や腎不全などの腎疾患、慢性閉塞性肺疾患（COPD）などがあります。

　一般的に疾患の経過は、図1に示すように急性期から回復期、慢性期、終末期へと移行します。急性期では、集中的な治療を受け回復期へ移行し治癒する場合や、状態が急速に悪化し死にいたることがあります。

　慢性疾患の場合は、回復期から慢性期へ移行して**寛解**と**増悪**を繰り返しながら、終末期へと移行し死にいたる場合があります。

　慢性期看護学実習では、主に回復期以降の患者さんが対象となります。

② 慢性疾患とともに生きる患者さんの特徴

①長期にわたる自己コントロール

　慢性疾患とともに生きる患者さんは、日々の生活において病気と向き合い、治療や自己管理を継続する必要があります。長期にわたる自己コントロールによって、病気の進行を遅らせ、症状を軽減することができますが、病気に対するさまざまな不安やストレスを感じる患者さんは多いです。

　慢性疾患は、一生涯にわたって治療やケアが必要となる場合があります。そのため、

患者さんは自己コントロールの重要性を認識し、生活習慣の改善や薬の定期的な服用、定期的な通院や検査を継続することが求められます。

　しかし、自己コントロールには限界があります。自己コントロールにより病気の進行が遅くなったとしても、やがて死に直面することになります。患者さんが自分の死を受け入れていくプロセスのなかで、看護師は患者さんの思いや考えに耳を傾けるとともに、患者さんがどのようなことを望んでいるのかを表現できるようにかかわることが大切です。

②慢性疾患と生活習慣

　慢性疾患の多くは生活習慣病です。生活習慣病とは、食事や運動、休養、喫煙、飲酒などの生活習慣が深く関与し、それらが発症の要因となる疾患の総称です[1]。疾患としてはがんや心筋梗塞、脳血管疾患、糖尿病などがあります。

　例えば、食習慣の欧米化による脂肪の過剰摂取が大腸がんや肥満を増加させています。肥満は、糖尿病や高血圧、脂質異常症の原因ともなっています。

　また、塩分の過剰摂取は高血圧を招きますが、血管系が高い圧力に常にさらされることで心臓が肥大化したり、動脈硬化症をひき起こします。動脈硬化症は、血管内腔の狭窄をきたす疾患ですが、高血圧以外にも高コレステロール血症や喫煙などで血管内皮が傷害されることから始まり、内皮の損傷によってできた血栓が冠動脈や脳の血管を詰まらせることで、心筋梗塞や脳梗塞を招くことがあります。

　生活習慣病は、長期にわたって治療を継続していく必要があるとともに、患者さん本人に生活習慣の改善が求められます。脳梗塞などは、一命をとりとめても麻痺などの後遺症が残る場合があり、日常生活に大きな影響を与え、リハビリテーションに継続的に取り組まなければならないことがあります。

生活習慣病は、生活習慣を改善することで疾患の発症や進行を予防できます。患者さんが罹患している疾患が日常生活とどのように関連しているのかを把握し、今後の生活にどのように影響するかを考えましょう。

　実習では患者さんの現病歴や既往歴、生活習慣などを把握し実習記録用紙に記載します。特に長期にわたって治療を受けている患者さんの場合は、これまでどのような治療がなされ、現在どのような経過をたどっているのかについて記載します。患者さんの慢性疾患と生活習慣との関連、病気の経過などが分かりづらい場合は、テキストや専門書を参考にして整理しましょう。看護過程の展開方法、病態関連図などの書籍を参考に、看護理論などの枠組みを用いて情報の整理と解釈・分析を行い、関連図を作成します。複数の合併症の発生や複雑な社会的背景、病気や健康のとらえ方が患者さん一人ひとり異なり、また、複数の要因が関連することがあります。1人で悩まず、実習指導者や教員に相談しましょう。学生カンファレンスでほかの学生の意見を聞いてみるのもよいと思います。きっと解決の糸口が見えてくると思います。

③慢性疾患と自己概念の変化

　慢性疾患をもつ患者さんは、病気による身体的な変化や制限、治療やケアによる生活の制限などから、自己概念に変化が生じることがあります。

　身体的な変化によって、患者さんは自分自身の身体に対する認識や評価が変わることがあります。例えば、病気によって体力や機能が低下したり、容姿が変化したりすることで、患者さんは、自分自身を「弱い人間」、「病人」と評価することがあります。また、周囲の人たちの反応から、自尊心が傷ついたり、自分自身を責めたりということもあります。

　治療やケアによって生活の制限が生じることで、患者さんの自己概念に変化が生じることがあります。例えば、医師の指示に従って生活習慣を変えたり、薬を定期的に服用することが必要となる場合、自分自身の自由度や自己決定能力が制限されることで、自分自身を制約された存在と感じたりすることがあります。

　一方、慢性疾患のある患者さんは、自己概念に変化が生じたとしても、新しい自己像を築くことができます。例えば、病気を受け入れ、それを克服するために取り組む姿勢をもつことで、自尊心を回復し、自己評価を高めることができます。また、病気とともに生きる経験を通して、自分自身や周囲の人々に対する理解が深まり、人間性や人間関係に対する価値観が変化することがあります。

　慢性疾患のある患者さんは、自己概念に変化が生じることがありますが、その変化に

対して前向きな姿勢をもち、新しい自己像を築くことができます。医療スタッフや周囲の人々が、そのような患者さんを支え、理解することが重要です。

④成人期の発達課題・役割機能への影響

成人期には、身体的・心理的発達の過程で重要な課題や役割があります。以下にその一例を示します。

- 身体的発達：成人期には、身体的発達においては、身体機能のピークが過ぎ、徐々に老化が始まります。運動能力の低下や病気、けがなどによる身体的制約が出現することがあります。
- 社会的役割：成人期には、社会的役割の変化が生じます。就労、家族形成、親の介護などが重要な課題となります。また、親や子どもたち、孫など、複数の世代との関係を築くことも大切です。
- 自己同一性：自己同一性の確立が、成人期の重要な課題となります。自己の価値観、信念、性格などが確立され、自己のアイデンティティが形成されます。
- 愛情関係：愛情関係も成人期の重要な役割の一つです。愛情を求め、受け取り、与えることができるようになることが、人生においての満足感や充足感につながります。

慢性疾患の患者さんは、疾患の治療や自己管理が長期にわたることから、成人期の発達課題や役割機能への影響は大きいといえます。身体的・心理的制限や社会関係の変化などにより発達課題や役割機能を果たすことが難しい場合があります。個々の患者さんの状態、状況を把握し、他職種と連携し、個別にサポートしたりアドバイスするなどの対応が求められます。

⑤死と向き合う

慢性期の患者さんは、長期にわたる自己コントロールにより自分自身の生活を改善し、治療やケアに取り組むことで病気の進行を遅らせることができます。しかし、急激な病気の進行や合併症の併発、感染症罹患などにより、病状が変化し、終末期へ移行することがあります。つまり、患者さんはこれから迎える「死」と向き合うことになります。終末期の看護については、p.113を参照してください。

実習では終末期の患者さんを受けもつことがあります。また、受けもった慢性期の患者さんが何らかの要因で急変し、亡くなってしまうことがあります。

ほとんどの学生が患者さんの看取りの場面を初めて体験することになります。学生

にとっては衝撃的な出来事です。動揺して泣いてしまったり、気持ちが落ち着かず実習に集中できなかったりします。そういうときは、カンファレンスルームなどの静かな場所に移動し、こころを休めるようにしましょう。気持ちを落ちつかせてから、あらためて患者さんと向き合うようにします。

　学生にとって患者さんが亡くなるという体験は、看取りの大切さや倫理的配慮について学習する機会ともなります。一人の患者さんの人生の最期の場面に立ち会うということはとても尊いことです。学生時代のこの体験が、命の尊さや生と死、自分自身の死生観や看護観について考える機会となります。実習後の振り返りを大切にしてください。

2　慢性期看護学実習で受けもつことが多い疾患

　成人期は、青年期から向老期と年代の幅が広いことから、慢性期看護学実習で受けもつ患者さんの疾患も多岐にわたります。

①悪性新生物

　わが国の死因の第1位は悪性新生物であり、成人看護学実習においてもがんの患者さんを受けもつことは多いです。がんの特徴や看護については、次節を参照してください。

②消化器系疾患

　青年期に代表的な消化器系疾患に、炎症性腸疾患である潰瘍性大腸炎やクローン病があります（表1）。この疾患の患者数は増加傾向にあります。両疾患は、厚生労働省により医療費助成対象疾患（指定難病）に指定されており、根治治療が確立されているわけではありません。思春期から青年期に発症するため、患者さんは再燃しないように治療の継続と生活行動の制限をうけながらの生活を送っています。

　成人期を通じて発症する消化器系疾患として、食道・胃・十二指腸潰瘍、脾臓・胆嚢・肝臓の障害があります。要因としては、摂取する食品や食べ方など食生活が不適切であることや、飲酒・喫煙、運動不足といった生活習慣、また健康診断の通知が届いても受診しないといったことがあげられます。予防や早期発見のための行動を日々の生活の中で習慣化させていくことは、とても難しい課題といえます。

　消化器系疾患で推計患者数が最も多いのは「胃炎および十二指腸炎」です。肝臓の疾

表1 潰瘍性大腸炎とクローン病の比較

	潰瘍性大腸炎	クローン病
症状	粘血便	下痢
合併症	関節炎	低たんぱく血症
病変分布	直腸から連続	非連続
病変の粘膜の状態	易出血性	縦走潰瘍
悪性の可能性	あり	なし
治療	薬物療法 大腸全摘出術	成分栄養が主体

患で多いのは肝炎で、肝臓に炎症が起きている状態です。臨床経過により急性肝炎と慢性肝炎があります。慢性肝炎では長期間の肝障害が続き、肝細胞の線維化が徐々に進行し、肝硬変や肝がんのリスクが高まります。膵臓の炎症性疾患には、急性膵炎と慢性膵炎があります。膵臓がんは、治療成績の悪いがんです。症状が出にくいため早期発見例は少なく、また膵臓が後腹膜に位置しているためにがんが容易に周辺組織、特に血管に浸潤します[2]。

③呼吸器系疾患

呼吸器系疾患では、気管支喘息、慢性閉鎖性肺疾患(COPD)、肺がんが多いです。肺がんの原因として喫煙の影響があります。早期からの禁煙教育により、喫煙率を減少させることが大切です。

慢性閉塞性肺疾患(COPD：chronic obstructive pulmonary disease)は、おもに喫煙により有害物質を長期に吸入することで肺に炎症が生じ、気流閉鎖をもたらす疾患です。入退院を繰り返すので、退院指導の際に在宅酸素療法を導入する場合が多いです。

④循環器系疾患

循環器系疾患では狭心症・心筋梗塞、心不全が増えています。循環器系疾患は、悪性新生物・脳血管疾患とともに3大死因の一つです。高齢化や複合的な疾患の罹患、重症化によって医療依存度の高い患者さんが増加しています。また、長期にわたる自己管理が必要な疾患でもあります。

⑤血液・造血器系疾患

　血液・造血器系疾患は、鉄欠乏性貧血などのように食習慣や成長・発達に伴う一般的な症状としての障害から、難病に位置づけられている疾病のように、まれで重症な疾患、悪性新生物に分類される白血病、悪性リンパ腫などさまざまです。

⑥腎・泌尿器系疾患

　腎疾患では、慢性腎不全が代表的です。慢性腎不全の原因疾患は、慢性糸球体腎炎や多発性腎嚢胞症、糖尿病腎症などであり、腎機能は不可逆的に障害され、数年以上をかけ徐々に進行します。食事療法や薬物療法、安静などの活動制限、感染予防等、日常生活の自己管理が長期に必要となる疾患です。自覚症状が乏しいことから自己管理が難しく、急激な腎機能低下により尿毒症という病態を生じて生命の危機にいたることがあります。人工透析や腎移植が行われることがあります。

　泌尿器系疾患では、前立腺がんが多いです。男性に特有のがんで、進行状態をみながら治療の継続が必要となります。ホルモン療法の治療期間は長く、また、排尿障害や性機能障害などにより、排泄パターンの変化やセクシュアリティの変調などの課題が生じる疾患です。

⑦代謝・内分泌系疾患

　甲状腺の疾患には女性に多く発症するという特徴があり、慢性甲状腺炎(橋本病)、バセドウ病、先天性甲状腺機能低下症、甲状腺腫瘍、単純性甲状腺腫などがあります。

　内分泌系疾患は、ホルモン分泌に異常をきたすことにより生じ、特定の臓器ではなく全身性で多様な症状を呈します。内部環境の恒常性を維持する調節力が障害されて、ストレスに弱く感染しやすくなります。情緒が不安定になったり、急性増悪を起こしたりします。ホルモンの分泌異常によって甲状腺肥大、満月用顔貌、多毛、低身長等身体的変化による心理面の苦痛があります。長期にわたる自己管理が必要です。

　代謝性疾患には、糖尿病、高血圧症、脂質異常症(高コレステロール、高中性脂肪など)、脂肪肝、高尿酸血症(痛風)、メタボリックシンドローム(代謝異常症候群)などの生活習慣病が代表的です。これらの疾患は自覚症状が乏しく、気づかないうちにさまざまな病気が進行し、動脈硬化から狭心症や心筋梗塞、脳卒中などを引き起こします。日々の食生活の偏り、飲酒、喫煙、運動不足、ストレスなど、生活習慣が原因となります。予防したり進行を防ぐためには、生活習慣を根本的に見直し改善していくことがとても重要です。

　脳・神経系疾患では、脳血管疾患の脳出血や脳梗塞、パーキンソン病、筋萎縮性側索硬化症（ALS：Amyotrophic Lateral Sclerosis）、神経膠腫や髄膜種、アルツハイマー病、レビー小体型認知症、多発性硬化症など、多様な疾患があります。

　脳血管疾患では、脳出血、くも膜下出血、脳梗塞、一過性脳虚血発作（TIA　Transit Ischemic　Attack）などが代表的な疾患です。一般的に脳卒中と呼ばれています。脳出血は、何らかの原因で脳の細い血管が破れることにより生じる病気です。血管から漏れた血液の塊により血腫が形成され、脳はむくみと血腫による圧迫でダメージを受けます。脳出血の原因は多くは高血圧です。出血部位や意識レベル、瞳孔、呼吸状態など脳ヘルニア症状の有無により、血腫除去術等の外科的治療が行われます。

　脳梗塞は、脳の血管が閉塞し、その先に栄養と酸素が運ばれず脳神経が壊死する病気です。脳梗塞の原因は、細い脳の血管が閉塞することで起こるラクナ梗塞、動脈硬化により太い血管が閉塞することで起こるアテローム血栓性梗塞、心房細動などの不整脈により形成された血栓が脳の血管を閉塞する心原性脳塞栓症などがあります。

　パーキンソン病は、中脳の黒質にある細胞の変性・脱落によるドーパミンの産生不足により、多様な運動障害、自律神経症状、抑うつ症状等が特徴的な進行性変性疾患です。4大症状として、安静時振戦、筋固縮、無動・寡動、姿勢反射障害があります。

　筋萎縮性側索硬化症は、全身の筋力の低下や筋萎縮が進み、手足が動かなくなったり、会話しづらい、飲み込みにくくなったりする疾患です。呼吸筋の麻痺により自力での呼吸ができなくなり、人工呼吸器が必要となります。適切な全身管理が必要な疾患です。

　いずれの疾患も長期の経過をたどり、日々の生活に多大な影響を及ぼします。

2 慢性疾患とともにある生活者を支える

　看護師が、慢性疾患とともに生活している患者さんや家族を支える際に大切なことは、まず病状の悪化を予防することです。次に患者さん本人が病気を管理し病気とともに生きる方策を発見することです。また、患者さんにとって最もよい健康状態を保ち、QOLを維持・向上することです。看護師は、患者さんや家族から、これまでの生活や人生などその人の物語、つまりライフストーリーに耳を傾けることがとても大切です。

　慢性期の患者さんは、病気とともに長期間生きることを余儀なくされます。そのため、病気によって生活が制限されたり、身体的・精神的な苦痛を抱えたりすることがあります。以下に、慢性期の患者さんのライフストーリーの一例を挙げてみます。

　例えば、慢性腎臓病のある患者さんの場合、腎臓の機能が低下し、透析や移植が必要になることがあります。患者さんは、透析を受けるために定期的に病院に通わなければならず、日常生活においても食事や水分摂取量に制限があるため、生活習慣を変える必要があります。また、透析によって疲れや倦怠感が出ることがあり、生活の質が低下することがあります。さらに移植を受けた場合は、移植後の免疫拒絶反応を抑えるために、免疫抑制剤を服用しなければなりません。免疫抑制剤の服用中は、感染症にかかりやすくなりますので、日々の生活での感染予防が大切です。

　以上のように、慢性期の患者さんは、病気によって生活が制限され、身体的・精神的な苦痛を抱えることがあります。一方、医療技術の進歩や支援サービスの充実によって、治療法や患者さんの生活環境は多様化しています。また、患者さん自身が病気と向き合い、自己管理を行うことで、生活の質（QOL）を向上させることできます。

　患者さんや家族のライフストーリーを聴き、これからどのような支援が必要なのか、どのようなことを改善するとよいのか、患者さんや家族とともに考え、対応策を導き出していくことが大切です。また、その際に看護理論を用いることで、患者さんや家族への理解が深まり、患者さんに合った看護の提供につなげることができます。

① セルフケアとセルフマネジメント

セルフケア（自己管理）とは、自分の健康は自分で管理することです。人は日常生活の中で体調を崩したり、病気になったときは、体温を測ったり休養をとったりして、自分自身で体調管理をし、健康の回復に努めようとします。また、症状が治まらない場合は医療機関に受診し、医師や看護師からのアドバイスを受け療養に専念し、早めに回復するための手段を講じたりします。成人期にある人はセルフケアの能力がある存在といえます。

慢性期の患者さんは、日々の生活の中で治療やセルフケアを継続していくことで長期にわたる進行、悪化を防ぐことができます。定期的な受診や薬物療法（内服や自己注射など）、食生活や活動など、家庭や職場、学校などの生活の場で患者さん自身のセルフケアの継続が重要です。医師や看護師などの専門家からの説明や療養についての提案などを参考に、自分の生活に合うように取り入れて、慢性疾患と上手に付き合って生活することが大切です。

①オレムの看護理論の活用

セルフケアの考え方やセルフケアへの支援において活用できる看護理論に**オレムの看護論**があります。人はセルフケアを行う能力があるとして、健康に関連したセルフケアの不足がある人たちを看護の対象としています。

オレムの看護理論は[3]、**セルフケア理論**と**セルフケア不足理論**、**看護システム理論**の3つから構成されています。セルフケア理論では、中心概念であるセルフケアについて述べています。セルフケアを行うための基本的に必要な要件を**セルフケア要件**といい、**普遍的セルフケア要件**（生命の維持や日々の生活に必要な行動）、**発達的セルフケア要件**（成長や発達段階、発達課題に関連して生じる）、**健康逸脱によるセルフケア要件**（病気や障害、診断・治療に伴って生じる）の3つをあげています。

セルフケア不足理論は、看護の必要性について説明しています。患者が自己の健康を維持するために必要な能力が不足している状態、あるいは不足が予測できる状態にあるときが、看護が必要であるとしています。セルフケア要件を満たすことができない状態、つまり、セルフケア能力（セルフケア・エージェンシー）より**治療的セルフケアデマンド**が大きい場合は、セルフケア不足を補うため看護の働きかけを必要としています。

看護システム論では、セルフケア要件を満たすために、対象者の状況により**全代償的システム**（セルフケア欠如に対する全面的な看護援助）、**一部代償的システム**（セルフケ

ア欠如の一部を看護師が代替）、**指示・教育的システム**（セルフケア能力をより強化する）の3つのいずれかを用います。看護においては、患者さん自身が自分でセルフケアの欠如（不足）を認識できるように支援し、患者さん自身でセルフケアの欠如（不足）を補えるようにします。オレムの看護理論を用いた看護の展開については、事例を用いた解説書や専門書を参考にしてください。

②セルフマネジメントへの支援

　患者さんが病気や療養に関する知識・技術をもち、生活に折り合いをつけながら固有の症状や徴候に、自分自身でなんとかうまく対処できるようにすることを**セルフマネジメント**といいます[4]。

　慢性疾患とともに生きている患者さんは、何らかの要因で疾患が進行し状態が悪化する場合があります。社会生活を中断し入院治療が必要になることもあります。入院治療で症状が改善し状態が安定すると退院となりますが、その後の社会生活を継続できるよう、患者さんのセルフマネジメント能力を高める援助が必要です。

　セルフマネジメント能力を高めるためには、まず患者さん自身が自分の健康状態を正しく認識することが大切です。自身の状態に合わせて血圧や血糖値、体温、体重などの測定、あるいは一日に摂取した食事内容、運動量、睡眠など、健康状態を把握し記録するなど、自分自身をモニタリングする（**セルフモニタリング**）ことが慢性疾患ではとても重要です。モニタリングにより体調の変化に早めに気づくことができ、症状の出現の予測や出現した症状に対応したりすることができます。患者さんの生活の改善につながります。家庭、職場、学校などでの生活を見直し改善することで、患者さんの社会的役割の継続にもつながります。

働きながら通院し外来で化学療法を受けている40歳代のがん患者さん、糖尿病の基礎疾患のある1人暮らしの70歳代の透析患者さんなど、受けもち患者さんは多様な背景のある方かもしれません。患者さんのセルフマネジメントへの支援においては、疾患や治療、合併症、悪化の要因などについての正しい知識と理解に加え、長年にわたって病気とともに歩んできた患者さんの体験から得られた知恵を活用していくことも大切なことです。患者さんの価値観を尊重しながらセルフマネジメントの力を高めていけるような援助を考えていきましょう。

② 生活の再構築への支援

　慢性疾患のある人は、疾患の治療や管理のために病院に入院したり、退院後は家庭や職場などで療養を継続したりします。疾患の治療や進行、それに伴う障害などにより日常生活においてはさまざまな困難が生じ、これまでの生活様式を見直して生活を再構築していくことが必要な場合がほとんどです。疾患や治療などにより生じた身体の形態や機能の変化に応じて、生活を組み立てていくことが必要です。生活の**再構築**においては長年の生活様式を変更していくことはとても難しいことです。その人の価値観、信条などを大切にしながら、家庭や職場、地域で生活していくための再構築への支援が必要となります。

　生活の再構築の支援には、生活設計の見直し、ヘルスケアプロフェッショナルとのコミュニケーション、社会資源の活用、サポートグループへの参加などをあげられます。

　生活設計を見直すことで疾患との共存をスムーズにすることができます。病状の変化により医療機関に通う際は、医師や看護師、薬剤師、管理栄養士などの専門家、つまりヘルスケアプロフェッショナルとのコミュニケーションが重要です。定期的に受診し、疾患管理を行うことが必要です。

　また、社会資源を活用することで、生活の再構築を支援することができます。例えば、福祉サービスや障害者手帳の取得、住宅改修などがあげられます。サポートグループへの参加では、同じような状況にある人々と交流することで、精神的な支援を受けることができます。サポートグループへの参加を通じて、情報共有や相談を行うことができます。

　受けもち患者さんの退院指導を行う際は、患者さんが現状や今後についてどのように受けとめ、より健康的な生活を送っていくためにどのようなことを大切にしたいと考えているのか、生活を再構築するうえで困っていることや心配なことはなにか、社会

的支援者はどのような人たちか、職場や地域で役割を果たしていくために必要なことはなにかなどを把握し、患者さんが主体的に生活の再構築に向き合えるよう関わっていくことが重要です。

③ 制度、助成の活用

　慢性期看護学実習で受けもつことが多い疾患として難病があげられます。

　難病の患者さんに対する医療等に関する法律（**難病法**）では、「発病の機構が明らかでなく、治療方法が確立していない、希少な疾病であって、長期の療養を必要とする疾病」と定義し、調査研究・患者さん支援等を推進しています。同法では、一定の要件を満たす難病に対して医療費助成を行っており、これらを指定難病と呼びます。指定難病は、2021（令和3）年11月1日で338疾患となっています[5]。

　また、介護保険制度には特定疾病が指定されています。「心身の病的加齢現象との医学的関係があると考えられる疾病であって＜中略＞、加齢に伴って生ずる心身の変化に起因し要介護状態の原因である心身の障害を生じさせると認められる疾病」[6]とされています。現在、次の16疾患となっています（表2）。

表2　介護保険制度の特定疾病16疾患

がん（医師が一般に認められている医学的知見に基づき回復の見込みがない状態）	脊柱管狭窄症
関節リウマチ	早老症
筋委縮性側索硬化症	多系統萎縮症
後縦靭帯骨化症	糖尿病性神経障害、糖尿病性腎症及び糖尿病性網膜症
骨折を伴う骨粗鬆症	脳血管疾患
初老期における認知症	閉塞性動脈硬化症
進行性核上性麻痺、大脳皮質基底核変性症及びパーキンソン病	慢性閉塞性肺疾患
脊髄小脳変性症	両側の膝関節又は股関節に著しい変形を伴う変形性関節症

　慢性期疾患の患者さんにおいて経済的負担や介護負担は、治療を継続していくための障壁となることがあります。実習中にこうした患者さんを受けもった際は、どのような制度が利用されて療養生活の助けになっているかを確認することが大切です。

④ 中範囲理論の活用

代表的な看護診断にNANDA-I看護診断があります。看護診断については第1章の「看護過程と看護診断の基礎」(p.6)を参照してください。看護診断の背景には中範囲理論があります。例えば、ボディーイメージ混乱、悲嘆、非効果的コーピング、非効果的役割遂行などです。患者さんの心理・社会的側面、行動など援助が必要な患者さんの現象や反応を表しています。看護診断を活用するには、中範囲理論の理解が必要です。ここでは、健康行動理論、病みの軌跡、行動変容ステージモデルについて説明しています。

①健康行動理論（保健行動理論）

健康行動とは、保健行動と同義で用いられます。健康行動には、予防行動と健康の保持増進を目的とした行動が含まれ、病気からの回復、病気の予防、健康の維持増進など、健康のための行動変容を意味します。

健康行動理論とは、「人が健康によい行動を行う可能性を高める要因として、どのようなものがあるかを示す考え方」[7]をいいます。この理論を活用して健康によい行動がとれるようにするためには、これらの要因を満たすような働きかけが必要であるとしています。健康行動理論には**健康信念モデル**や**自己効力感、行動変容ステージモデル**などの理論が含まれます[8]。

人が健康によい行動を行う可能性を高める要因として、「この行動はよいこと」という認識（有益性）や「うまく行える」という認識（自信）、「妨げになる」という認識（障害）、「このままだとまずい」という認識（驚異）などです。また、ストレスとうまくつき合うこと、社会的支援者からのサポート、健康になれるかどうかを左右する自分の「努力」などが要因としてあげられます。

受けもち患者さんの健康行動について把握したり、あるいは健康によい行動を支援するなど、アセスメントや援助計画などにこの理論を活用してみましょう。

②病みの軌跡

「病みの軌跡」は、ストラウス(Stauss AL)とコービン(Corbin JF)らが提唱した概念で、慢性疾患のある人が長い時間をかけさまざまな変化をしていくという事例をもとに、「病みの軌跡」の概念モデルが提示されています[9]。患者さんの「病みの軌跡」をたどることで、患者さんの体験を知り、患者さんの気持ちに沿ったアプローチが可能になる

としています。

「病みの軌跡」とは、慢性疾患とともに生きる人たちの「人間としての反応」を一つの「行路」、つまり「軌跡」としてとらえています。慢性疾患の患者さんをより深く洞察したり、理解していくうえでとても役立つモデルです。一般的には、病気が発症してから治癒、または回復、あるいは再発、そして終末期までの時間軸上で、その過程を描写するものとして理解されます。

病みの軌跡は、病気によって異なります。一部の病気では急性期があり、発症から短期間で治癒することが期待されます。一方、慢性的な病気では、治療やケアが必要な期間が長くなります。

慢性疾患のある人の病みの軌跡は、9つの局面を移行していくとしています（表3）。前軌跡期、軌跡発症期、安定期、不安定期、急性期、クライシス期、立ち直り期、下降期、臨死期です。局面によって対処すべき課題は異なりますので、局面に応じた病気の管理の目標も異なります。なるべく長く安定期にとどまることができるように支援していきます。

病みの軌跡は、患者さんや家族の治療や回復の過程を把握するうえで重要です。また、慢性疾患とともに生きる人たちの言動や行動の意味することの理解に役立ちます。患者さんの状態をより理解するとともに、ケアの計画に役立てましょう。

表3 病みの軌跡の局面

局面	特徴
前軌跡期	慢性状況にいたる危険性のある遺伝的要因、ライフスタイル。
軌跡発現期	徴候や症状がみられる。診断の期間も含む。
安定期	病みの行路と症状が養生法によってコントロールされている。
不安定期	病みの行路や症状が養生法によってコントロールされていない。
急性期	病気や合併症の活動期。その管理のために入院が必要。
クライシス期	生命が脅かされる。
立ち直り期	障害や病気の制限の範囲内で受け止められる生活に徐々に戻る。身体面の回復、リハビリテーションによる機能障害の軽減、心理的側面での折り合い、毎日の生活活動を調整しながら生活を再び築く。
下降期	身体的・心理的状態は進行性に悪化し、障害や症状の増大がある。
臨死期	数週間、数日、数時間で死にいたる。

Corbin J.M.：Chronic Illness and Nursing, In Hyman R.B., Corbin J.M., ed.：Chronic Illness, Springer Publishing Company, pp.1-15, 2001.

③行動変容ステージモデル・・・

　行動変容ステージモデルは、心理学者のジェームズ・プロシャスカらによって提案されたモデルで、個人の行動変容プロセスを段階的に説明しています。主に健康行動や心理的な変容に関連して応用されています。

　行動変容ステージモデルは、また、変化のステージ、変化のプロセス、意思決定のバランス、自己効力感（セルフ・エフィカシー）の4つの概念から構成されています[10]。また、人が行動を変える場合は、「無関心期」、「関心期」、「準備期」、「実行期」、「維持期」の5つのステージを通るとしています（図2）。5つのステージをひとつでも先に進むためには、その人が今どのステージなのかを把握し、そのステージに合わせた働きかけが必要になります[11]。また、行動変容のプロセスが段階的に順調に進むとは限りません。実行期、維持期に進んだとしても、前のステージに戻ってしまう場合があることを前提に行動変容への支援が大切です。

　このモデルは、禁煙や食事療法、運動療法など、いろいろな健康に関する行動変容に応用できます。慢性疾患の患者さんで日々の健康管理行動を変える必要がある場合に活用できます。受けもち患者さんが現在どの段階にあるか、再入院の場合はどのステージから逆戻りされたのかなど、患者さんや家族の言動を注意深く観察し、生活習慣や生活信条などをふまえて、患者さんに合った生活指導や心理的支援につなげていくことが大切です。また、自分自身や身近な人たちの生活を見直すなどの際に活用してみましょう。

図2　行動変容ステージモデル

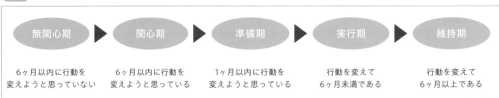

厚生労働省：行動変容ステージモデル, e-ヘルスネット, https://www.e-healthnet.mhlw.go.jp/information/exercise/s-07-001.html（2023年5月15日閲覧）

3 慢性期看護の特徴

① 慢性期看護のポイント

①患者・家族の病気の受容への援助

　患者さんの病気の受容の程度により、慢性期における生活への影響や、病気への仕方に変化が見られます。以下に具体例をあげて説明します。

　例えば、糖尿病と診断された患者さんが自身の病気に向き合い、患者さんなりにどうにか対処しようとしている場合、食事制限や運動習慣の改善など、健康管理に向けた積極的な行動をとる傾向があります。一方、病気をなかなか受け入れられない場合は、自己管理の難しさや病気に対する否定的な感情が強く、適切な対応ができないことがあります。

　また、がんと診断された患者さんが自身の病気にしっかりと向き合い、どうにか対処しようとしている場合は、積極的に治療を受けたり、生活習慣を改善したり、家族とのコミュニケーションを積極的にとるなど、自己管理に向けて努力している姿が見られることが多いです。一方、病気をなかなか受け入れられない場合は、不安やストレスが強く、治療や生活習慣の改善に積極的でなかったり、家族とのコミュニケーションに問題が生じたりすることがあります。

　このように、患者さんの病気の受容の段階によっては、病気への対応の仕方や生活への影響が異なることがあります。看護師は、患者さんの受容状況を適切に把握し、受容の段階に応じたアプローチを行うことが大切です。

　病気の受容については家族も同様です。家族は患者さんの病気の状態や受容状況などに影響を受け、家族自身が思い悩むなど心理的に不安定になったり、社会的支援者としての役割を果たせなかったりする場合があります。看護師は、家族との対話を積極的にもち、家族の思いや考えに耳を傾けることがとても大切です。現状をどのように受け止めているのか、あるいは今後の生活についての思いや考えなどを把握し、状況によっては他職種と連携して心理・社会的な支援をしていきます。

②家族機能・役割の変化への援助 ···

　慢性疾患の患者さんは、長期にわたる健康障害や治療などにより、家庭内での役割を変更せざるを得ない状況になります。役割の変更は、ほかの家族員の日々の生活に大きく影響を及ぼします。家族は、療養中の患者さんへのかかわりや家庭内での役割の調整、家族員の心理的な負担や経済的な課題への対応など、さまざまな課題に対処しなければなりません。家族の心理的・社会的・経済的な課題について、どのような支援が必要かを考え、解決に向けて取り組むことが求められます。

　家族機能・役割の変化への援助のポイントとして、家族間のコミュニケーションの促進、情報提供と教育的関わり、家族のケアへのサポート、心理的なサポートなどがあげられます。家族が患者さんの情報を共有し、病気に対する思いや悩み、不安や心配なことなどを患者さんと話し合うことはとても重要です。互いの理解が深まります。看護師は、患者さんと家族との対話を支援すると同時に、家族との対話を通して、家族の意見やニーズを把握していきます。

　また、家族が患者さんの状態やケアについて理解を深めることが重要です。看護師は、治療法や薬の管理方法、日常生活の調整、将来的な展望や予測などの情報を提供し、家族が長期的なケアプランを立てる手助けをします。患者さんのケアや介護は、家族が担うことがほとんどです。看護師は、ケアのスケジュールやケア方法の工夫、活用できる社会的資源やサービスの提案、必要な手続きのサポートを行い、家族の負担の軽減を図ります。家族は利用できる制度やサービスの情報をもっていないことが多いです。医療ソーシャルワーカーにつなげていくことも大切です。

　家族が自分自身の健康に配慮できるようにすることも重要なことです。長期にわたる療養生活を支える家族にとって、身体的・精神的な負担が大きい場合があります。看護師は、家族のストレスや心理的な負担を理解するとともに、適切な支援を提供する必要があります。必要時、カウンセリングや心理的な支援の紹介、情緒的なサポートを通じて、家族の心の健康を支えます。

　実習では、家族の面会時間と実習時間との調整がつかないことが多いかもしれませんが、家族をみかけたら看護学生から声をかけてみましょう。家族の方からいろいろとお話が聞けるかもしれません。第2部Q19 (p.206)を参照してください。

③在宅療養・就労（職場復帰）への支援 ·······································

　在宅療養や職場復帰への支援として、在宅ケアの調整、リハビリテーションの支援、患者さんへの心理的なサポート、職場との連携があげられます。

在宅ケアの調整では、医療機器や薬剤の手配、在宅での日常生活のサポート、家族のケアガイドラインの提供などがあります。看護師は患者さんや家族に在宅療養の手続きや活用できる社会的資源についての情報を提供し、同時に詳細な説明を行います。

　在宅療養や職場復帰を目指す患者さんへのリハビリテーションの支援はとても重要です。看護師は、患者さんの状態や目標にもとづいて、適切なリハビリテーションプログラムを提案し、リハビリテーションの専門家と連携して、プログラムの進行を管理します。また、患者さんや家族には、リハビリテーションの目的や効果、自己管理の重要性について説明し、社会生活の中で継続できるように共に考えていきます。患者さんの状態や能力を継続的に評価し、その上で在宅療養や職場復帰の計画を立てる必要があります。看護師は、医療チームと協力して、病状や治療の進捗状況、リハビリテーションの必要性などを評価し、個別のケアプランを作成します。

　在宅療養や職場復帰は、患者さんにとって心理的な負担を伴うことがあります。看護師は、患者さんの心理的なニーズを理解し、必要時カウンセリングや心理教育などを通じて、患者さんが自信を持ち、困難に立ち向かう力を養うことが重要です。

　職場復帰する患者さんの中には、職場での支援が必要な場合があります。看護師は患者さんの同意を得たうえで、職場の担当者と連絡を取り、患者さんの状態や治療計画、制約事項などの情報を共有します。この情報共有により、職場側は患者さんのニーズや必要な支援について理解し、適切な対応につなげることができます。

④医療・保健・福祉サービスの活用

　在宅療養を継続していくためには、さまざまな医療・保健・福祉サービスをうまく組み合わせて活用していくことが大切です。患者さんの療養生活において家族によるケアをサポートするために、訪問看護や訪問リハビリテーションなどの在宅ケアサービスを利用することができます。これらのサービスは、看護師やリハビリテーションの専門家が自宅を訪問し、患者さんの健康管理やリハビリテーションを支援します。デイケアプログラムは、患者さんが通院して日中を過ごす場所であり、医療的なケアやリハビリテーション、社会的な活動などを提供します。患者さんは自宅での生活とデイケアプログラムの利用を組み合わせることで、安定したケアを受けることができます。

　慢性疾患の患者さんや家族は、同じような状況や経験をもつ人々と交流することで、心理的な支えとなることがあります。患者さんや家族が参加できる支援団体やグループ活動、ピアサポートのグループなどがあり、情報交換や相互支援を通じて、心理的なサポートを受けることができます。

社会福祉サービスでは、介護サービス、家事援助、食事の配達、移動支援などが利用できます。これらのサービスは、患者さんや家族の負担を軽減し、日常生活の維持や自立を支える役割を果たします。また、慢性疾患患者さんを対象とした国や地域の福祉制度や補助金制度が活用できます。

⑤教育的アプローチを用いた教育指導

　教育的アプローチとは、患者さんが自己管理を行うための知識や技術を提供し、健康的な生活を送ることを支援するアプローチのことです。患者さんが自己管理を行うために必要な知識や技術、行動変容に関する理解を深め、自己決定能力を向上させることを目的としています。

　教育的アプローチには、患者教育、患者指導、健康教育などの用語が使われます。患者教育は、患者さんが自分の健康を管理するために必要な知識や技術を提供することをいい、患者指導は、患者さんが自己管理を行うために必要な情報を提供することです。健康教育は、健康を維持するための知識や技術を一般的に提供することをいいます。

　教育的アプローチでは、患者さんの話を聴いて情報収集を行い、ともに目標を決め、計画を立てて教育を実施します。患者指導用のパンフレットやポスターを作成する際には、患者さんの理解力や視力・聴力などを考慮し、最低限理解してもらいたい内容を提示します。患者さんが主体的に取り組めるように、患者さんの声に耳を傾け、患者さん自身の経験やニーズを尊重した指導を行います。

2　リハビリテーション看護の特徴

　リハビリテーションの定義についてWHOは、「能力低下やその状態を改善し、障害者の社会的統合を達成するための、あらゆる手段を含む」としており、その人がその人らしく生きる、生活するという幅広い概念が含まれています。

　慢性疾患で入院した患者さんは、急性期から回復期において、在宅や職場への復帰を目指してリハビリテーションが行われます。回復期におけるリハビリテーションは、急性期から脱して身体機能の回復を図る時期である回復期に、日常生活動作を改善したり、病気や治療により失われた機能を再獲得していくという目標にむけて、医療チームでかかわります。また、回復をより促進するために、入院直後から退院に向けてのリハビリテーションが実施されています。また、各病棟にリハビリテーション室（ある

いはコーナー）が設置されて、退院に向けて患者さんのADLの拡大を図っている医療機関もあります。

　リハビリテーション看護では、急性期における重篤化の回避とリスク管理によって、対象者のいのちを守ると同時に、活動性の低下による二次的障害の発生を予防し、早期離床を図ることが大切です。また、回復期では、病棟生活のなかでADLを拡大できるように支援するとともに、退院後も地域社会においてその人らしい生活を継続できるようにするための教育的役割が期待されています[10]。

　リハビリテーションを継続していくうえでは患者さん本人のモチベーションを高めることが重要になります。そのために、内服薬の効果と必要性や食事指導、禁煙といった生活指導だけでなく、運動の効果と必要性、症状発生時の緊急対処方法を指導して動機づけを行います。患者さん本人だけでなく家族やパートナーとも情報を共有することでより効果を発揮します。

　日々の生活援助においては、退院後の生活を考慮した継続的な視点をもつことがとても重要です。日常生活の援助を通して気づいたことを理学療法士や作業療法士、言語聴覚士などのリハビリテーションスタッフに伝え、訓練のプランにつなげていくことが大切です。患者さんの情報を他職種と共有し、連携を図っていきます。

　受けもち患者さんがリハビリテーションを受ける場合は、どのようなリハビリテーションをどの程度行っているのかを観察し、リハビリテーションの進行状況を把握していきます。また、リハビリテーション中の患者さんに付き添い、表情や言動などを観察しながら励ますなど、患者さんとともにリハビリテーションを体験することはとても大切です。リハビリテーション終了後は、疲労感や症状などを観察し、適宜休息するなど、病状によっては**活動と休息のバランス**に気をつけることが重要です。リハビリテーション前後にバイタルサイン測定や症状などの観察をとおして、活動による身体への影響や休息の必要性などを判断していきます。リハビリテーションが予定されている場合は、適宜行動計画に加えていきましょう。

❸ 糖尿病患者さん・家族への生活指導

　糖尿病の管理の基本となるのは、食事、運動、薬物の3つの療法です。具体的には、定期的な受診、体調のモニタリング、食生活の管理、運動、内服薬や自己注射などが含まれ、患者さんの生活の場である家庭や職場、学校などの社会生活において継続されています。

糖尿病は、合併症を併発するリスクが高く、患者さんの生活の質に大きな影響を与えます。合併症の予防のために患者さんに適切なアドバイスやケアを提供します。自己管理が非常に重要で、患者さんの自己管理能力を高めるためのサポートが必要です。糖尿病は予防可能な疾患であり、また、発症後の進行の度合いは自己管理により調整が可能な疾患です。患者さんに自分らしい健康的なライフスタイルを維持するための情報提供やアドバイスを行うことが求められます。

　慢性期看護学実習では、患者さんの入院時から退院指導までの看護が行われます。病気の管理の主体は患者さん本人ですが、本人が実施できない場合は、医療者や家族が一時的あるいは継続的に代行します。成人期の患者さんには、まず患者さん本人に教育的アプローチを試みます。糖尿病の患者さんを受けもつ場合は、患者さんが理解していない内容や患者さんの生命に関わる内容を中心に指導しましょう。「高血糖・低血糖の早期発見と対処方法」の指導は必ず行います。薬物療法中の患者さんには、インシュリン療法の必要性と副作用の説明を行い、経口血糖降下薬の内服や自己注射の方法、注射薬の管理等の指導を行います。

　糖尿病の患者さんは長期にわたって自己管理の指導が必要です。高齢などで自己管理ができない場合は、患者さんを含めて家族や患者さんを支援し助けてくれる人と一緒に指導を受けられるように場の設定をしていきましょう。

　糖尿病は、心疾患や脳血管疾患、腎疾患の患者さんの基礎疾患となる場合が多いです。糖尿病の進行により、さまざまな合併症を発症し複雑な病態を示します。慢性疾患の患者さんを受けもつ看護学生が糖尿病についての知識を深めることは、適切な看護ケアを提供するためにとても重要です。実習にむけて、糖尿病についての学習を深めておきましょう。

引用文献
1)　厚生労働省：e-ヘルスネット，生活習慣病予防. https://www.e-healthnet.mhlw.go.jp/information/metabolic/m-05-001.html（2023年3月30日閲覧）
2)　南川雅子：系統看護学講座専門分野成人看護学5消化器　②膵臓がん. p.262, 医学書院, 2022.
3)　ドロセア・E. オレム著, 小野寺杜紀訳：オレム看護論　看護実践における基本概念, 第4版, pp.40-65, 2014.
4)　安酸史子編：改訂2版　糖尿病患者のセルフマネジメント教育—エンパワメントと自己効力—. p.17, メディカ出版, 2010.
5)　厚生労働省：指定難病. https://www.mhlw.go.jp/stf/seisakunitsuite/bunya/0000084783.html（2023年3月30日閲覧）
6)　厚生労働省：特定疾病の選定基準の考え方. https://www.mhlw.go.jp/topics/kaigo/nintei/gaiyo3.html（2023年3月30日閲覧）
7)　厚生労働省：健康行動理論を活用するためのポイント, e-ヘルスネット：https://www.e-healthnet.mhlw.go.jp/information/exercise/s-07-003.html（2023年5月15日閲覧）

8) 黒田裕子監修：看護診断のためのよくわかる中範囲理論第2版. pp.48-53, 学研, 2018.

9) Pierre Woog編, 黒江ゆり子, 宝田穂, 市橋恵子訳：慢性疾患の病みの軌跡－コーピングとストラウスによる看護モデル. pp.1-31, 医学書院, 1995.

10) 黒田裕子監修：看護診断のためのよくわかる中範囲理論第2版. pp.63-76, 学研, 2018.

11) 厚生労働省：行動変容ステージモデル, e-ヘルスネット：https://www.e-healthnet.mhlw.go.jp/information/exercise/s-07-001.html（2023年5月15日閲覧）

12) 奥宮暁子他：ナーシング・グラフィカ成人看護学⑤リハビリテーション看護. p.22, メディカ出版, 2017.

参考文献

・黒田裕子監修：やさしく学ぶ看護理論改訂3版, 日総研, 2014.

・ノラ J.ペンダー 著, 小西恵美子 監訳, 小西恵美子[ほか]訳：ペンダーヘルスプロモーション看護論

・伊藤賀重, 田中靖子, 伊藤ちち代, 他：主体的な健康行動の支援に関する研究（その1）, 神戸市看護 大学短期大学紀要, 23, 63-69, 2004.

・黒田裕子監修：看護診断のためのよくわかる中範囲理論第2版, 学研, 2018.

・佐藤栄子編著：事例を通してやさしく学ぶ中範囲理論入門第2版, 日総研, 2018.

・野川道子編著：看護実践に活かす中範囲理論第2版, メヂカルフレンド社, 2018.

・鈴木久美, 野澤明子, 森一恵：成人看護学 慢性期看護 病気とともに生活する人を支える. pp.335-337, p346, 南江堂, 2015.

・鈴木久美, 野澤明子, 森一恵：成人看護学 慢性期看護 病気とともに生活する人を支える. p.398, p.405, p.412, 南江堂, 2015.

1 がん看護の対象と場

　授業でも習いましたが、日本国民の死亡原因の第一位は悪性新生物（がん）となっており、罹患者は今や二人に一人の時代です。周囲にがんの治療をしている人がいるという学生も少なくないのではないかと思います。成人、老年、地域・在宅、小児の各領域の臨地実習においてもがんの患者さんを受けもつ可能性は高いので、しっかり、自己学習をして臨みましょう。

1 がんサバイバー

　「がんの患者さん」のことを「**がんサバイバー**」と呼ぶことがあります。「サバイバー」は本来、困難な状況のなかを生き抜く人を意味する言葉です。がん患者さんをそのように呼ぶのはどうしてでしょうか？

　がんという病気の特徴の一つに「**転移する**」ことがあります。がん細胞は治療しないでいると増殖し、血管やリンパ管を伝わってほかの臓器などへ転移したり（**血行性、リンパ行性転移**）、腹腔内などに種をまくように転移したりします（**播種性転移**）。また、治療によって治癒しても、時間をおいて「**再発する**」ことがあります。転移したり再発したりすることから、がんは死の病として恐れられてきた歴史があります。

　しかし、現在では研究が進み、治療方法は多岐にわたるようになりました。がんは治癒する病になる一方で、治療が一段落して社会に戻った後も、「転移したらどうしよう」「再発したらどうしよう」といった不安を抱えながら生きていく道のりが長くなり、慢性疾患に位置づけられるようになりました。治療を続けながら結婚、出産、子育てをする人はたくさんいますし、老親の介護をしている人もいます。「がんサバイバー」には、身体的、精神的、社会的、そしてスピリチュアルな痛みを含んだ「**全人的な痛み**」を抱えながらも、それぞれの生活のなかでがんと向き合いながら人生を生き抜いて行く人、という意味があるのです。また、「がんサバイバー」は患者さんを指すだけでなく、患者さんの影響を受ける家族や親しい人も対象として含まれるということを覚えておきましょう。

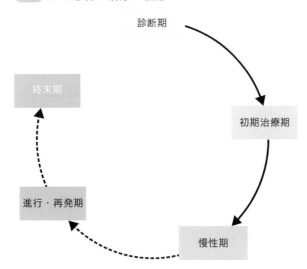

図3 がん患者の治療の軌跡

診断期

初期治療期

終末期

進行・再発期

慢性期

2 治療と療養の過程（プロセス）

　さて、皆さんが受けもつ患者さんは、どのような状況で治療を受けているのでしょうか。「がんサバイバー」には、その治療や療養の過程があり、いくつかに分類することができます（図3）。どの時期にどのような特徴があるのかを表4に示しました。病棟の実習ならば、初期治療期や進行・再発期の患者さんがほとんどだと思います。また、在宅では、慢性期や終末期の患者さんに出会うことがあるかもしれません。がんの患者さんを受けもったら、まずは、どのような過程にいるのかを押さえておくようにしましょう。

表4 がんサバイバーの治療・療養の過程（プロセス）

診断期	医療機関を受診し、検査を行って診断を受ける時期
初期治療期	がんの診断後から治癒を目的とした初期治療が完了するまでの時期
慢性期	初期治療が完了した後の時期
進行・再発期	がんの進行、再発の診断から、その後、生存期間の延長を目的とした治療を終了するまでの時期
終末期	がんの治癒や生存期間の延長を目的とした治療が終了した後に、人生の最後まで、生ある限りがんと共に生きる時期

③ がんサバイバーシップ

「がんサバイバー」を理解したところで、もう一つ意識しておいて欲しいのが「**がんサバイバーシップ**」という言葉です。「〇〇シップ」、よく耳にすると思います。「リーダーシップ」とか、最近は「フォロワーシップ」という言葉も注目されています。「がんサバイバーシップ」とは、「がんと診断されたときから人生の最後まで、生ある限りがんという病気と付き合いながら、自分らしく、最良のQOLを生きるプロセス（過程）」を意味しています[1]。

すなわち、患者さんが、表4のどの過程だったとしても、そのゴールは最良のQOLにあるということです。そして、それをかなえるために、患者さん自身や親しい人、医療や福祉の専門家などが協力していく必要があるのです。

しかし、最良のQOLといっても、なんだか漠然としている印象があるのではないでしょうか。どのような状態を最良と考えるのかは、一人ひとりの価値観によって異なります。具体的にするためには、病態生理や治療の内容、病状を理解することはもちろんですが、それだけでなく、あなたが受けもつ患者さんは何が好きで、どのようなことを望んでいるのかなど、患者さんがどのような価値観をもった「人」なのか、という関心をもってコミュニケーションを取ることがとても大切です。とはいっても、何をどう話せばよいかわからない、という人も多いと思います。そのようなときは、患者さんのベッドサイドを見回してみましょう。床頭台やサイドテーブルには何があるでしょうか。家族やペットなどの写真、お孫さんがつくった作品など、目に留まったものから話を始めるのもよいです。それらはきっと患者さんが大切にしているものです。また、出身地を尋ねることで、子ども時代の思い出が紐解かれるかもしれません。話しづらそうにしているのを無理に聴く必要はありませんが、雑談を聞き逃さず、意識してしっかりと耳を傾けてみてください。たかが雑談、されど雑談です。その人をより深く理解することで、個別性の光る看護過程につながります。

2　がんの治療に伴う看護

　受けもちのがん患者さんが「治療・療養の過程（プロセス）」のどの時期なのかを確認をしたら、次はがんの病状や治療について理解しておきましょう。

❶　病期を確認しよう

　がんの治療をする際には、がんがどのくらい進行しているのか、専用の分類表を用いて「**病期**」を見極め、これを治療の目安にします。この分類を何というか覚えていますか。そう、**TNM分類**といいます。「T」「N」「M」はそれぞれ何を表しているのでしょうか。ここではざっくりとおさらいをしておきますので、忘れてしまった人は教科書をしっかりと見直しておきましょう（国家試験にも出題されています）。

　まず、「**T：primary tumor**」は原発腫瘍の大きさと深達度、もともとのがんがどのくらい広がっているか、その大きさや組織に浸潤している深度を表します。次に、「**N：lymph node metastasis**」はリンパ節転移の範囲、がん細胞のリンパ節への転移の有無と広がりを表しています。がん細胞は血行性、リンパ行性、播種性の転移を起こすことが特徴ですが、そのリンパ行性について見ているわけです。そして、「**M：distant metastasis**」は遠隔臓器転移の有無、これらの転移によって、原発から離れた臓器にがん細胞が到達しているか、その有無を表しています[2]。

　「T」「N」「M」それぞれの程度によってがんの進行の状態（病期）を見極めるためには、がんの種類ごとに専用の分類表を使います。すなわち、胃がんには胃がんの、肺がんには肺がんのTNM分類があります。病期は**ステージング**ともいわれ、ステージⅠ～Ⅳまであります。受けもち患者さんのカルテを開いて、患者さんはどの病期なのか確認しましょう。

　図4はカルテの一例です。実習をする病院によっては、使用しているカルテの種類が違いますので、あくまでも一例として参考にしてください。

図4 カルテの記載例

入院時年齢	54
生年月日	
性別	女性
初診	
入院	
診療科	婦人科
入院区分	●新入院
在院日数	
退院	
退院時病棟	
病名	

主病名及び合併症名	転帰
子宮体癌	軽快
TIAN0M0 LVI＋cyt o−MI＝1/3	
ⅢC2期　pT1aN1M0 mixed（Emoid & amp; Serous）	

来院経路	1：紹介（他院より）	
告知状況	1：進行度や生命予後について	
妊娠歴	G	2
	P	2
	閉経	51（歳）
不妊治療	●無	
糖尿病	●無	
高血圧	●無	
手術年月日		
術式　子宮	腹式単純子宮全摘	
リンパ節	PAN	

進行度：FIGO（国際産科婦人科連合）分類

TNM分類

2 治療方法の決定とIC

　がんの病期が定まると、治療方法の検討となります。一番適した治療方法（標準治療）が『治療のガイドライン』によって示されていますので、医師はこれを参照し、病状や治療法、副作用などの説明を患者さんや家族に行います。そのうえで、同意を得て、治療方法が決定されます。この過程を**インフォームドコンセント（IC: informed consent）、説明と同意**、略して**IC**といいます。実習中に受けもち患者さんにICが行われる場合は、見学できることがあります。ICの場での看護師の役割についてはp.110で解説していますので参照してください。すでに治療が始まっている患者さんを受けもったときは、電子カルテでICの様子（どのような説明がされたのか、そのときの患者さんや家族の様子はどうだったのか）を確認しておきましょう。

3 がんの治療の3本柱

　がんの治療の3本柱は、手術療法、薬物療法、放射線療法で、これらに緩和ケアを組み合わせて行うことを**集学的治療**といいます。

①手術療法

慢性期看護学の実習で受けもつがん患者さんは、進行・再発期や終末期のプロセスにあると思います。周手術期ではありませんが、受けもつ患者さんが今までに手術療法を受けたことがあるのか、受けているとすれば、どのような手術で後遺症はないか、といった情報を確認しておきましょう。身体の一部を失うことによる**ボディイメージの変容**や、**機能障害**、リンパ節切除による**リンパ浮腫**など、今どのような状態で、患者さんにとってどのような苦痛が生じているのか、それに対して、どのようなフォローを受けているのかなどについてアセスメントしてみましょう。

②薬物療法

おそらく受けもつ機会が一番多いと思われるのが、薬物療法を受けている患者さんです。血液がんは手術ができませんので、初期治療から薬物療法が行われます。薬物療法には、**化学療法**(殺細胞性抗がん薬、分子標的薬)、**免疫療法**(免疫チェックポイント阻害薬)、**ホルモン療法**(ホルモン療法薬)があります。薬物療法の目的はいろいろです。手術前のがんの縮小、手術後の再発防止、手術ができない場合の治癒を目的とする場合、そして、延命を目的として行う場合があります。薬物療法を受けている患者さんを受けもったら、まずは、その患者さんが何がんのステージいくつで、どのような目的で薬物療法を実施しているのかを把握するようにしましょう。

次に使用されている薬剤について調べましょう。化学療法では使用する抗がん薬は一種類ではないことがほとんどです。**多剤併用**といい、複数の薬剤を組み合わせて行います。ガイドラインで推奨する抗がん薬の組み合わせが決められており、そのメニューを「**レジメン**」といいます。使用する薬剤の一般名の一文字を組み合わせて、R-CHOP療法、XELOX療法(表5)などと表記されますので、カルテで確認しましょう。また、レジメンには、副作用対策として抗ヒスタミン薬や制吐薬などが含まれているこ

表5 R-CHOP療法、XELOX療法のレジメン

R-CHOP療法	・リツキシマブ、ドキソルビシン、ビンクリスチン、シクロホスファミド、プレドニゾロンの多剤併用療法。 ・1サイクル21日間を6〜8サイクル行う。
XELOX療法	・点滴のオキサリプラチンと飲み薬のカペシタビンを組み合わせた療法。 ①嘔気を抑える制吐薬を投与した後、②オキサリプラチンを2時間かけて点滴投与する。 ③カペシタビンは1日目から14日間、決められた錠数を朝食後と夕食後、毎日服用する。 ・休薬期間を含めて1サイクル3週間行う。

　静脈注射による薬物治療中は薬剤そのものの副作用だけでなく、刺入部の漏れがないかにも気を配る必要があります。薬剤によっては組織に壊死をもたらす場合があるためです。また、滴下速度の確認や患者の誤認防止、看護師自身の曝露対策など、安全な治療を行うために、担当の看護師がどのようなところに気を配って看護を行っているか、確認の手順や方法を見学することもとても勉強になります。

とがあります。

　受けもち患者さんのレジメンを確認したら、次にそのレジメンに含まれる薬剤とその副作用について調べておきましょう。骨髄抑制に代表される殺細胞性抗がん薬共通の副作用だけでなく、各薬剤に特徴的な副作用もあります。調べることが多くて大変と思うかもしれませんが、副作用を知らないと、早期発見につながる観察項目をあげることはできませんから、気を抜かずに取り組みましょう。

③放射線療法

　放射線療法はその進歩によって、周辺組織への照射をできるだけ少なくすることで、がん組織そのものへの集中照射が可能になりました。これによって、比較的侵襲が少ない治療法として、放射線療法を選択する患者さんは増加しています。高齢の患者さんや、手術療法が難しい患者さん、延命を目的とした患者さん、そして終末期の患者さんの骨への転移による疼痛緩和目的でも選択されています。外来通院で治療をする患者さんが多いですが、入院して治療をする患者さんもいますので、受けもつことがあるかもしれません。受けもち患者さんが放射線療法を行っていたら、薬物療法同様、まずは、何がんのステージいくつで、何を目指して放射線治療を選択しているのかを把握するようにしましょう。

　放射線療法を受けることが決まると、治療開始前に放射線治療室でシミュレーションを行い、どのくらいの線量（放射線の線量の単位は**Gy<グレイ>**といいます）をどの位置に、どのくらいの角度で照射するかなどを決め、身体に特殊なインクで照射位置の**マーキング**を行います。そして、副作用を最小限にするために、必要とされる線量を複数回に分け、毎日少しずつ照射していきます（**分散照射**）。受けもちの患者さんは1回何Gyを何日、全部で何Gyの放射線を照射する予定でしょうか。今日は何日目で、合計どのくらいの線量がすでに照射されていて、あと何日予定されているでしょうか。照

射した線量の合計で、出現しやすい副作用がわかりますので、観察項目にあげるようにしましょう。

　照射中は被曝防止のため、そばに誰かが付きそうことはできません。また、照射位置がずれないように、身動きできない状態で一定時間じっとしていなければなりません。そのような孤独な治療を繰り返す心情を理解し、患者さんの精神的な苦痛にも目を向けることを忘れないようにしましょう。

3 がん患者さんの苦痛への援助 痛みのマネジメント

　ここでは、がんの患者さんの苦痛、特に痛みの考え方について復習しながら、実習でどのようなところを学んでもらいたいかお伝えします。苦痛そのものの考え方はどのような疾患の患者さんにも共通ですので、復習しておきましょう。

1 苦痛の考え方

　患者さんの苦痛は身体だけでなく、精神面や社会面、スピリチュアルな苦痛を含めてトータルで考えるということを学習したと思います。患者さんの苦痛はいろいろな苦痛の集合体であることから、**全人的苦痛(トータルペイン)**と言われ、多角的にアセスメントする必要があります。図5を見て、「**身体的苦痛**」「**精神的苦痛**」「**社会的苦痛**」「**スピリチュアルな苦痛**」には、それぞれどのような苦痛があるのか復習しておいてください。

　そして、これらの苦痛は互いに影響し合うことで増強していきます。これらの苦痛が

図5 全人的苦痛

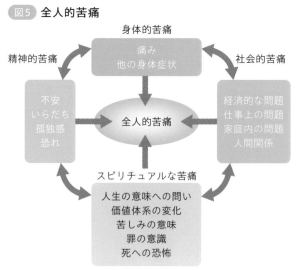

恒藤暁：最新緩和医療学(第1版). p.7, 最新医学社, 1999. 一部改変

雪だるま式に増強しないためにも、それぞれの苦痛を緩和しておくことはとても大切です。患者さんの苦痛について考え、緩和の方法を工夫することは、患者さんのQOLの向上につながる大変重要なことです。もし、緩和ケアチームがかかわっていたら、病棟との連携の様子をぜひ見学させてもらいましょう。

② 身体的苦痛の代表「痛み」

　ここからは、身体的苦痛のなかで特に重要な疼痛マネジメントについてお話ししていきます。がん患者さんの疼痛は、特に「**がん疼痛**」と呼ばれ、身体のなかでがんが進行することにより、組織が損傷を受けることで生じます。

　疼痛の持続は、「痛み」という身体的苦痛だけでなく、体動が制限されることでADLが低下し、廃用症候群などほかの身体的苦痛を招く要因となります。また、痛みが常にあるという体験は不快であるうえ、病床で仕事や趣味、家族や友人との会話など、やりたいことができないという精神的苦痛を生じさせます。さらに、経済的な問題など、社会的な苦痛につながることもあります。そして、p.110でもお伝えしているように、がんの治療や療養の過程で大切なことを決めなければならない意思決定の場面においても、疼痛が続いていたとしたら、慎重に考える余裕がなくなってしまいます。がんの痛みがどのように生活に影響しているかアセスメントし、がん疼痛をしっかりマネジメントすることは、サバイバーシップにつながるとても重要なことなのです。がん患者さんを受けもったら、次の項目について、しっかりと情報収集しましょう。

①痛みの有無と治療内容

　受けもち患者さんは「がんの治療と療養の過程（プロセス）」のどの時期にいるでしょうか。初期治療期では痛みが生じていないことも多いので、まず、痛みがあるかどうかを確認しましょう。カルテに痛みのことが書かれていたり、鎮痛薬が処方されていたりしないでしょうか。痛みの治療には薬物療法のほかに、放射線療法、手術療法、化学療法、神経ブロックなどが行われることがありますが、ここでは、薬物療法について説明します。

②鎮痛薬の種類、量

　鎮痛薬の処方がされていたら、まず、薬剤名と投与経路（経口薬、注射薬、座薬、経皮薬）、投与量について確認しておきましょう。日本緩和医療学会のガイドラインによ

って、薬物療法の導入期、維持期、中止時、それぞれにおける推奨事項が示されています[3]。用いる薬剤は、①**非ステロイド性消炎鎮痛薬(NSAIDs)**、**アセトアミノフェン**、②**オピオイド(医療用麻薬)**、③**鎮痛補助薬**です。オピオイドには、弱オピオイドと強オピオイドがあります。受けもち患者さんにはどの種類の薬剤が処方されているでしょうか。処方されている薬剤がわかると、痛みの治療がどの時期なのか、治療の過程がわかります。

③治療の目標

　世界保健機関(WHO)では、痛みの治療の目標として、まず、痛みなく眠れること、次に安静時に痛くないこと、その次に、動いても痛くないことをあげています。受けもち患者さんの痛みの状況はどうでしょうか。「痛みで目が覚めてしまうことはなく、日常生活は大丈夫だけれど、リハビリテーションを行うと痛みが増強する」など、どの段階まで目標を達成できていて、次は何を目指しているのか、痛みの治療のゴールを理解しておきましょう。

④疼痛の性状と部位

　痛みは**主観的な症状**です。患者さんに痛みがあるのであれば、どこに痛みがあるのか、また、それをどのように感じているか、直接聞いてみましょう。日本語には便利な擬音があります。「ズキズキ」「ジンジン」「ビリビリ」「ズーン」など、どこがどのように痛いのか、患者さんに表現してもらいましょう。そして病状と結びつけて、がん疼痛の種類をアセスメントしてみましょう。痛みには**体性痛**(侵害受容性疼痛)、**内臓痛**(侵害受容性疼痛)、そして**神経障害性疼痛**があります。(表6)

表6 痛みの種類

分類		痛みの特徴
侵害受容性疼痛	体性痛	痛みの場所が明確で持続する痛み 動くと増悪する
	内臓痛	痛みの場所が不明確で、押されるような鈍い痛み
神経障害性疼痛		しびれを伴う痛み 電気が走るような痛み

特定非営利活動法人日本緩和医療学会ガイドライン統括委員会編：がん疼痛の薬物療法に関するガイドライン(2020年版). 金原出版. p.23, 2020. 一部改変

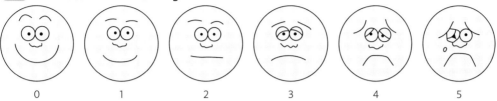

図6 痛みの評価スケール（Wong-Baker によるフェイス・スケール）

| 0 | 1 | 2 | 3 | 4 | 5 |

0：全く痛まない　　　　　　1：ほとんど痛まない　　　　　2：軽い痛み
3：中等度の痛み　　　　　　4：高度の痛み　　　　　　　　5：耐えられない痛み

Whaley L, et al. Whaley & Wong's nursing care of infants and children, 3rd ed, ST. Louls Mosby, 1987.

⑤疼痛の経過

　痛みの強さはどのように変化しているでしょうか。常に痛いのか、それとも安静にしていれば大丈夫だけれど、動くと痛いのでしょうか。確認する際に、患者さんに「痛みはどうですか」と漠然と尋ねると、「少し痛い」「とっても痛い」といった曖昧な表現が返ってくるかもしれません。患者さんが感じる「少し」「とっても」は、あなたが感じる強さと同じとはかぎりませんので、もう少し明確にする必要があります。自立している患者さんであれば、1から10の数字で尋ねる **numerical rating scale (NRS)** という方法があります（p.58参照）。NRSを使うと、「今は2だけれど、動くと8」などと、痛みが数値化されるため、その変化や経過がわかりやすくなります。また、NRSで答えることが難しい患者さんであれば、表情のイラストを選択してもらう**フェイス・スケール**（図6）という方法がありますので検討してみましょう。

⑥行っている治療の反応

　鎮痛薬の処方の仕方には、毎日定期的に服用する定時薬処方と、痛みが出たときに内服する頓用薬処方とがあります。受けもちの患者さんは薬を自分で管理していますか、それとも病棟の看護師が配薬していますか。自己管理の場合は指示通りに服用できているか、また、副作用の有無や、副作用に対する正しい理解があるか観察項目に入れましょう。

　オピオイドの副作用には次のような症状があります。

> 嘔気・嘔吐、便秘、眠気、せん妄・幻覚、呼吸抑制、口内乾燥、掻痒感、排尿障害、ミオクローヌス（筋肉のピクつき）、セロトニン症候群、心血管系の副作用

⑦レスキュー薬の使用状況と副作用 ························

　オピオイドを服用している場合は、もう1点、大切なことがあります。それは**レスキュー薬**についてです。オピオイドの経口薬には定時で服用する除放剤と、それでも痛みが出た時に、臨時に追加で投与する速放剤があり、速放剤がレスキュー薬にあたります。受けもち患者さんにオピオイドが定時処方されていたら、レスキュー薬として処方されているオピオイドの種類と投与指示を確認し、日に何回内服しているか、いつ頃内服しているのか、そして副作用はないか確認しましょう。

⑧日常生活への影響と痛みの意味 ························

　次に考えたいのは、患者さんにとっての**痛みの意味**です。苦痛を全人的苦痛として考えることをはじめに説明しましたが、受けもち患者さんの場合は、どのような苦痛が生じているでしょうか。痛みがあることで、日常生活にどのような影響がみられますか。そして、それを患者さん自身はどのように感じているでしょうか。少し難しいかもしれませんが、患者さんにとっての痛みの意味について考えてみることは、患者さんの理解を深めるうえで大切です。

⑨痛みのマネジメントに有効なケア ························

　受けもち患者さんの苦痛が少しでも和らぐように、看護計画を立案しましょう。エビデンス（研究で効果が証明されていること）のあるケアの一部を紹介しますので（表7）、ぜひ、実行してみてください。その際は、受けもち患者さんと話し合い、好みや病状に合わせて、安全で安楽な方法を、計画するようにしましょう。

表7 苦痛を和らげるケアの例

ケア	注意点
気分転換	可能な範囲で、散歩やアクティビティ（パズル、折り紙、塗り絵など）を行うことを提案してみましょう。患者さんが楽しめるものを一緒に選ぶとよいでしょう。
温罨法、冷罨法	患者さんが気持ちよく感じる方法を選びましょう。温罨法にはホットタオルを背中や腰に当てる方法や手浴、足浴などがあります。
リラクセーション	呼吸法や筋弛緩法など、正しい方法を必ず確認しましょう。
マッサージ	正しい方法を確認してから実施しましょう。また、深部静脈血栓症など、マッサージをしてはいけない部分がないかについても、事前に確認しておきます。
体位の工夫	頭部、下肢のベッドの高さ調整や、クッション類などをうまく使用して、患者さんが安楽に感じる体位がとれるようにしましょう。

4 がん患者さんへの心理的・社会的サポート

　がんの患者さんには、治療や療養の過程（プロセス）があるというお話をしました。その要所要所で、患者さんやご家族は、主治医から病状や治療の説明を受けます。嬉しい話もあれば、胸が締め付けられるような話もあります。ここでは、患者さんを心理的、また、社会的に支えることについてみていきます。

1 患者さんの経験を知る

　主治医から受ける説明内容で、患者さんや家族にとってつらく心の負担が大きいものを**バッドニュース**と呼びます。

　患者さんに告げられるバッドニュースには、主に次のような場面があります。「がんに罹患していることを告げられるとき」、「再発や転移を告げられるとき」、「がんの進行によって根治を目指す治療から延命を目的とした治療への切り替えを提案されるとき」、「延命目的の治療から緩和ケアを中心とした治療への切り替えを提案されるとき」、「余命を告げられるとき」などです。

　受けもつ患者さんが治療と療養の過程（プロセス）のどのあたりにいるのかを把握すると、どのようなバッドニュースを受け入れてきたかがわかります。例えば、再発治療期で薬物療法を受けているのであれば、がんの告知や再発の告知といった経験を経て、今そこに存在しているということを理解しておきましょう。

　ICの様子は電子カルテに記載されていると思いますので、患者さんがどのような説明を受けたのか、そのときの様子や説明内容の受け入れに関する意思決定について確認しておきましょう。バッドニュースを告げられるということは、患者さんや家族にとってとても衝撃的な出来事です。ICを受けたときに患者さんはどのような気持ちになったのか、自分だったらどう感じるか想像してみましょう。

　実際、実習中にこのような場面に出会うことがあるかもしれません。必ずしも同席できるわけではありませんが、患者さんやご家族の心情を思い、どのようなケアが必要とされるのか、考えてみることが大切です。

② インフォームドコンセント（IC）と看護

　ICは日本語では「**説明と同意**」と訳されます。その名の通り、医療者側が病状、治療方法や治療に伴う副作用などについて説明し、患者さんや家族側が十分納得したうえで同意書に署名をします。しかし、患者さんのなかには、厳しい内容を聞いて衝撃を受け、頭のなかが真っ白になってしまう方もいます。身寄りや友人がなく、自分一人で話を聞く患者さんもいます。そのときは主治医の話を理解したつもりでも、実は覚えていなかったり、その場では質問も思い浮かばず、自分の希望を伝えることも難しかったりします。このような場合には、本当に納得して「同意」するために、支援が必要です。

　看護師は患者さんや家族に寄り添い、患者さんや家族が主治医の話を正しく理解して治療方針に同意するだけでなく、疑問点について質問して回答を得ることや、自分の意向を伝えられるように支援します。ICでは医療者側から患者・家族側への一方通行ではなく、双方が互いに同意をすることが必要です。昨今のICは、「説明と同意」から「**合意形成**」へと進化しており、看護師は重要な役割を果たしているのです（図7）。

図7　合意形成

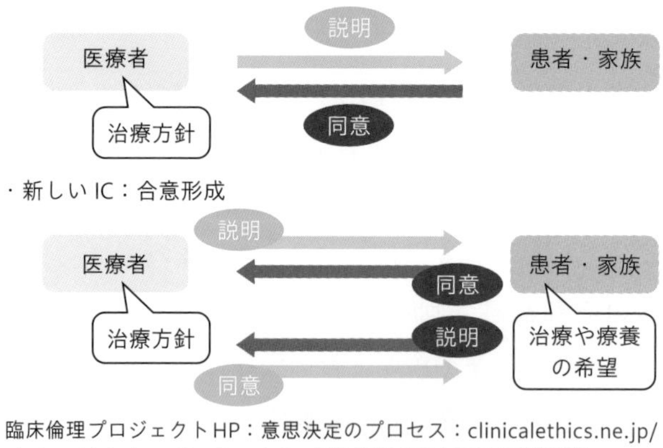

・従来のIC（インフォームド・コンセント）：説明と同意

・新しいIC：合意形成

臨床倫理プロジェクトHP：意思決定のプロセス：clinicalethics.ne.jp/cleth-prj/cleth_online/part1-3一部改変（2023年5月17日閲覧）

③ 精神的苦痛の看護

　バッドニュースは、患者さんの心に強い負荷となり、不安や抑うつ気分、怒り、混乱、絶望感などの心理反応を引き起こすことがあります。それによって適切な意思決定

が障害されることは前述したとおりです。これらの精神的苦痛はQOLの低下につながるだけでなく、家族の精神的な健康にも影響を与えます。

受けもち患者さんの精神的苦痛について、生理的変化や感情的な変化、言動、日常生活の行動などをアセスメントしてみましょう。もし、抗不安薬や睡眠導入薬の処方がされているようであれば、定時薬なのか頓用薬なのか、頓用薬であれば服用の頻度を確認しておきましょう。

そして、緩和に向けたケアをぜひ、計画してみてください。患者さんの語りを傾聴し、共感するという計画はよく目にしますが、ただひたすら聴き続けることは、少しハードルが高いかもしれません。途中で集中できなくなったり、沈黙に耐えられなくなったり、「どうしたらよいか困ってしまいました…」という声を聞きます。そこで、疼痛の緩和のところで紹介した、身体的苦痛の緩和を促す方法（表7）をぜひ実施してみてください。患者さんの苦痛が少しでも和らぐよう、心を込めて丁寧に実施しましょう。身体と心はつながっています。

多職種連携とカンファレンス

もし、精神的な苦痛が大きく、不眠や混乱などの症状が見られる場合は、精神科の医師や、**緩和ケアチーム**、**精神科リエゾンチーム（精神的苦痛の緩和を中心に行うチーム）**が連携しているかもしれません。これらのチームは主治医からの依頼によっていろいろな病棟の患者さんを受けもち、横断的に活動しています。実習先の病院にこれらのシステムがあり、受けもち患者さんに介入しているようであれば、ラウンドの様子や病棟の看護師とのカンファレンスなど、ぜひ、見学させてもらいましょう。見学時の視点などはp.128を参照してください。

バッドニュース後の治療方法の選択はとても重要な意思決定の場面ですが、それ以外にも、治療の過程にはたくさんの意思決定を必要とする場面があります。

働きながら、あるいは、子育てをしながら、がんの治療を受ける患者さんは少なくありません。一家の家計を担う立場であれば、経済的な不安もあります。受けもち患者さんが働き盛りであれば、休職手当などの社会保障がどのようになっているかにも目を向けてみましょう。

退院後に自宅に帰れない場合、どこで生活をするのかということも大切な検討事項です。これら、社会的な苦痛に対しては、**医療ソーシャルワーカー（MSW: medical social worker）**が重要な役割を担っています。もし、受けもちの患者さんが高齢で、入院

前のADLより低い状態になって自宅へ退院するような場合、家族の介護力を考えて介護保険の給付が検討されるかもしれません。介護度の認定調査が済んでいなければ、介護認定調査員が病床を訪れる様子を見学できるかもしれません。介護保険の給付は65歳以上という決まりがありますが、終末期のがんの患者さんの場合は、40歳以上であれば給付が可能です。

　また、受けもち患者さんにMSWの支援が入っている場合は、患者さんや家族との面談の記録を確認しておきましょう。そして、病棟との退院調整カンファレンスの見学が可能であれば、ぜひ、参加して、連携の様子を見せてもらいましょう。その際は、話し合いの内容だけでなく、病棟看護師にはどのような役割があるのかについても考えてみましょう。

Column　新型コロナウイルスと看護学実習

　新型コロナウイルス感染症(COVID-19)が日本を震撼させた時期には、介護保険の認定調査や面会はリモートで行われ、学生の臨地実習は中止になることもありました。実習施設側から実習が許可されたとしても、実習時間が大幅に短縮され、ベッドサイドで患者さんと接する時間も15分までなど、制限時間が設けられました。残念なことではありましたが、一人ひとりが短時間で最大限のケアをするためにどうしたらよいかを考え、入念な準備(イメージトレーニング)と集中力の大切さに気付けたことは、逆に贈り物だったかもしれません。

引用文献
1）　小松浩子他：系統看護学講座別巻がん看護学(第3版). p.189, 医学書院, 2022.
2）　小松浩子他：系統看護学講座別巻がん看護学(第3版). p.80, 医学書院, 2022
3）　特定非営利活動法人日本緩和医療学会ガイドライン統括委員会編：がん疼痛の薬物療法に関するガイドライン(2020年版). p.41, 金原出版, 2020.

1 終末期看護

　成人看護学のなかで「終末期」という病期について、実践を通して学ぶのが終末期看護の実習です。「亡くなりそうな患者さんを受けもつなんて怖い」と実習前に不安を訴えてきた学生がいましたが、「終末期」というと、どうしても死が近づいている状況を連想してしまい、皆さんのなかにも同じように感じる人がいるのではないかと思います。そこで、まずは正しく文言を理解するところから始めましょう。

1 「終末期」とは

　「終末」には、その字の示すとおり「終わり」「最後」という意味があるため、生命の「最期」ととらえがちですが、実はもう少し広い範囲の時間を示しています。「今しも亡くなりそう」な状態は「**臨死期**」と言われており、「**終末期**」の最後の部分に位置づけられます。前述の学生は、「臨死期」の患者さんを受けもつことを怖いと感じたのでしょう。皆さんも同じような気持ちを抱いたことはありませんか。

　終末期とは、複数の医師が客観的な情報をもとに治療により病気の回復が期待できないと判断すること、患者さんが意識や判断力を失った場合を除き、患者・家族・医師・看護師等の関係者が納得していること、そして、関係者が死を予測して対応を考えることの3つの条件を満たす場合をいいます[1]。つまり、「終末期」は臨死期ではなく、自分が日々をどう過ごしたいのかを考え、家族や医療者と話し合える時期も含んでいるということです。

　厚生労働省は、この時期の医療がどうあるべきかについて、2007年に「**終末期医療の決定プロセスに関するガイドライン**」を策定しましたが、「終末期」という言葉は「臨死期」ではなく、最後まで本人の生き方（＝人生）を尊重し、医療・ケアの提供について検討することが重要となる時期であることから、「終末期医療」から「**人生の最終段階における医療**」へ名称の変更を行っています[2]。

　人は生きている限りいつかは死を迎えます。100年たったら、あなたも私もこの世にはいません。死は「病気に負けた」、「治らない」、「もう終りだ」、「残念」、「かわいそう」ということではなく、「**死は自然で神聖なものだ**」ということを前提に考えようという思

いが、「人生の最終段階」という呼び方には込められています。本人を抜きにして、医療者が勝手に医療や療養の方針を決めることは、患者さんの人としての尊厳をないがしろにしていることにほかなりません。「ほかの誰でもない」患者さん自身の人生を最期まで自分らしく生きることが、良き死につながるという考え方は、終末期の患者さんを受けもつにあたって、とても大切なので覚えておきましょう。終末期の患者さんは、今を懸命に生きています。けっして、気の毒な存在ではないのです。

❷ 「終末期の患者さん」とは

　では、終末期にあたるのは、どのような患者さんなのでしょうか。病気を治す治療ではなく、延命を目的とした治療を受けている患者さんや、治癒・延命ではなく、苦痛症状を取り除き、QOLを維持、向上させることを目的とした緩和医療を受けている患者さんなどが当てはまります。実習で受けもつのは、治癒することに希望を抱きながら、延命を目的とした治療を受けている患者さんが多いと思います。具体的には、がんの進行期・再発(p.97参照)、難病、心不全や腎不全といった慢性疾患を長く治療してきている患者さんなどです。また、患者さんの高齢化が進んでいる昨今では、成人看護学実習とはいえ、慢性疾患をもつ高齢期の患者さんを受けもつことは多くあります。ちなみに高齢の方は健康であっても、「人生の最終段階」に位置付けられます。

2 緩和ケア

① 緩和ケアの対象

緩和ケアとは、生命を脅かす病に関連する問題に直面している患者さんとその家族のQOLを、痛みやその他の身体的・心理社会的・スピリチュアルな問題を早期に見出し的確に評価を行い対応することで、苦痛を予防し和らげることを通して向上させるアプローチを意味しています[3]。緩和ケアの目的は、患者さんの病気の症状による苦痛を取り除くことで、がんの治療では診断されたときから必要とされる大切な治療の一つであり、終末期の患者さんだけを対象としているわけではありません。ところが、いまだに誤解をしている患者さんや家族がいるのが現実なので、看護師を目指すあなたは正しく認識しておくことが必要です。

また、緩和ケアは、「終末期の患者さん」や「がんやヒト免疫不全ウイルス感染症(HIV/AIDS)の患者さん」を対象とした特殊な医療だという考えを聞くことがありますが、これも誤解です。どのような病気でも、病期でも、患者さんは皆、緩和ケアの対象です。

② 「基本的緩和ケア」と「専門的緩和ケア」

緩和ケアには、「基本的緩和ケア」と「専門的緩和ケア」とがあり、必要時には両者が連携することで難しいケースに対応しています。「基本的緩和ケア」は患者さんの担当者として第一線で対応する医師や看護師が中心に担っています。これに対して、「専門的緩和ケア」を担うのは、**緩和ケアチームやリエゾンチーム**、**認定看護師**、**専門看護師**など、主治医の要請を受けて協力する専門性の高い部門や職種です。多職種連携についてはp.125に詳しく書かれていますので、参照してください。

実習の場面で病棟の看護師が提供しているのは、「基本的緩和ケア」になります。「基本的緩和ケア」の内容は「**苦痛の緩和**」、「**意思決定支援**」、「**連携・橋渡し**」の3つに大きく分けられ、患者さんのQOLを維持・向上することを目的として行っています。もうお気づきと思いますが、緩和ケアそのものが日々のケアの一環であることがわかります。一つひとつのケアが、緩和ケアとして大切な意味をもつことに気づき、意図的に

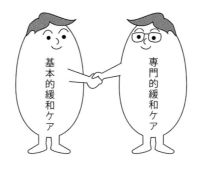

計画、実施できるとよいと思います。では、「基本的緩和ケア」の内容をひとつずつみていきましょう。

3 苦痛の緩和

　身体的苦痛だけでなく、精神的苦痛、社会的苦痛、スピリチュアルペインというように、人はその苦痛を**全人的**に感じます。関連図が、身体的苦痛だけに着目した教科書的な病態関連図になってしまわないように、受けもった患者さんのつらさを全人的にアセスメントして、**個別性のある関連図**にしましょう。患者さんとコミュニケーションが取れたら、何気ない雑談のなかから拾った言葉も関連図に書き込んでみましょう。患者さんにとって、もっとも苦痛に感じていることはどのようなつらさなのでしょうか。それはどのような価値観から生じているのでしょうか。

　そして、それらに対し、病棟ではどのような対応がされているのでしょうか。日常のケアだけでなく、薬剤の処方や、前に記載した専門的緩和ケアを担う職種のほかに、精神科医、心理士、医療ソーシャルワーカー（MSW）、管理栄養士、薬剤師、理学療法士(PT)・作業療法士(OT)・言語聴覚士(ST)などのリハビリテーション専門職、キリスト教の病院ではチャプレンという宗教職などが専門的緩和ケアとして支援に加わっているかもしれません。チャンスがあれば、専門的緩和ケアを担う職種に見解を尋ねてみるのも良いかもしれません。その際には、学生であっても自分なりの考えをもって尋ねるようにしましょう。

　有効なケアの方法については、p.108 表7 で紹介していますので、そちらを参照してください。どのようなケアをするかはもちろん大切ですが、受けもち患者さんの個別性に合わせて、どのように実施するかはとても重要です。教科書で学んだ基本の手順を押さえたうえでどうカスタマイズするか、工夫を凝らし、より安全、安楽に行う方法を考えてみてください。

④ 意思決定支援

　アドバンス・ケア・プランニング(ACP：advance care planning)について授業で学んだと思いますが、覚えていますか。ACPとは、患者さんの大切にしていることや望み、どのような医療やケアを望んでいるかについて、自ら考え、また、信頼する人たちと話し合う過程をいい[4]、「**人生会議**」とも呼ばれています。

　入院している患者さんは、必ず医師から病状説明を受け、治療方針を確認し、納得されたうえで治療に参加しています。大切なのは、医師の説明を踏まえて、患者さん自身がどうしたいのか、何を大切にして生きていきたいのか、もし、自分の意識が薄れたときには誰に代わりに決めて欲しいかなど、患者さんやご家族の意向を把握しておくことです。医師の言葉を正しく理解できているか、遠慮して言えなかったことがなかったかなどと看護師は気遣い、理解度を確認し、必要ならば再度説明を受ける機会を設けるなどの支援をします。受けもちの患者さんは、医師の説明にどのような意向を示していたのか、カルテで確認しておきましょう。

　学生の皆さんが直接、このような支援をすることはないと思われますが、治療のために入院生活を過ごす今の患者さんだけでなく、元気だったときはどのような人だったのか、退院したらどのように過ごすのかと、一人の人のタイムラインとして関心をもってかかわってもらいたいです。そして、日頃のコミュニケーションから、何を大切に考えているのかなと、患者さんの価値観を理解するように心がけてください。

　実習では、臨死期の患者さんを受けもつことはほとんどないでしょうが、受けもち患者さんの病状が急に悪化し、臨死期に入ることはあり得ます。急変の際に「**心肺蘇生を希望しない**」という意向(DNAR：do not attempt resuscitation)が示されている場合は、カルテに必ず指示が記載されていますので、確認しておくとよいでしょう。

⑤ 連携・橋渡し

　苦痛の緩和や意思決定支援を行ううえで、専門的な知識や技術を必要とする場合は、前に記載した専門的緩和ケアを担う部署や職種と連携して対応します。難しいケースを抱え込むことで対応が遅れ、患者さんの苦痛が長引かないように、適切な時期に連携の必要性をアセスメントし、適切な部署や職種へつなげることは、基本的緩和ケアの重要な役目です。学生が直接かかわることではありませんが、受けもち患者さんの多職種連携の状況やその内容については知っておくようにしましょう。実習では、緩

和ケアチームのかかわりや多職種カンファレンスなど、多様な連携の形を見る機会があると思います。詳しくは多職種連携の項目を参照してください。

引用文献

1) 公益社団法人全日本病院協会：終末期医療に関するガイドライン〜より良い終末期を迎えるために〜 p.2：https://www.ajha.or.jp/voice/pdf/161122_1.pdf（2023年5月18日閲覧）
2) 厚生労働省：「人生の最終段階における医療の決定プロセスに関するガイドライン」解説編，p.1：https://www.mhlw.go.jp/file/04-Houdouhappyou-10802000-Iseikyoku-Shidouka/0000197702.pdf（2022年12月26日閲覧）
3) 大坂巌，渡邊清高，志真泰夫ほか：わが国における WHO 緩和ケア定義の定訳 ―デルファイ法を用いた緩和ケア関連18団体による共同作成―. Palliative Care Research, 14（2）：64, 2019.
4) 厚生労働省，神戸大学：ゼロからはじめる人生会議「もしものとき」について話し合おう：https://www.med.kobe-u.ac.jp/jinsei/index.html（2022年12月26日閲覧）

参考文献

・人生の最終段階における医療の普及・啓発の在り方に関する検討会：人生の最終段階における医療・ケアの決定プロセスに関するガイドライン改訂 解説編：https://www.mhlw.go.jp/file/04-Houdouhappyou-10802000-Iseikyoku-Shidouka/0000197702.pdf（2022年12月26日閲覧）

第 5 章

成人期の患者さん・家族を
支える人々と多職種連携

1 多職種によるチームアプローチ

1 チーム医療の推進の背景

　チーム医療の推進が求められる背景として、高齢化社会の進展、医療技術の進歩による医療の高度化・複雑化、および医療の多様化による業務量の拡大・過多、さらには医療の質の維持・向上や医療安全への関心の高まりなどがあげられます。また、国民医療費の増大や少子化による生産年齢人口の減少などの課題があります。これらのさまざまな課題への対応として、医療機能の細分化(高度急性期、急性期、回復期、慢性期)、在院日数の短縮、介護保険制度の創設、診療報酬の改定、地域包括ケアシステムの構築と推進など、国による医療提供体制の見直しと改革等が進められています[1]。病院だけではなく介護や福祉、行政の専門職と連携した在宅での医療への円滑な移行が重要であり、**医療完結型**から**地域完結型**へ、**治す医療**から**治し支える医療**への転換です[2]。

　高齢化社会の進展への対応においては、2000年に**介護保険制度**が創設され、**地域包括ケアシステムの構築**が推進されています(図1)。このシステムは、団塊世代が75歳以上となる2025年を目途にさらなる高齢化社会が進むとして、「**重度な要介護状態となっても住み慣れた地域で自分らしい暮らしを人生の最期まで続けることができるよう、住まい・医療・介護・予防・生活支援が一体的に提供される**」ことの実現をめざしています[3]。地域住民が生涯にわたって安心して生活し続けるために、医療や介護などのサービスだけでなく、福祉や住環境、教育や就労支援など、あらゆる分野にわたって包括的な支援が求められています。医療分野に限らず保健・福祉分野の専門職がチームとして、共通の目的のために情報共有し、連携しながら専門性を発揮していく、という一体的で包括的なチームアプローチによる活動が求められているといえます。

　また、医療計画の見直しを通じて脳卒中対策などの事業ごとに、急性期から回復期、療養、介護等に関係する各機関による具体的な連携体制を形成し、状態や時期に応じた、切れ目のない適切な医療が受けられるような取り組みがなされています[4]。急速な高齢化の進展により疾病構造が変化し、必要とする医療の内容が変わってきています。複数の慢性疾患を抱える患者さんの増加に対応するために、病気と共存しながら生活の質QOL (Quality of Life)の維持向上を目指す医療が求められています。住み慣れた地

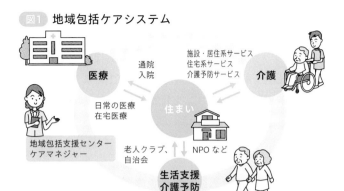

図1 地域包括ケアシステム

施設・居住系サービス
住宅系サービス
介護予防サービス

医療　　通院　　　　　　　　　　**介護**
　　　　　　入院

日常の医療　　　住まい
在宅医療

地域包括支援センター
ケアマネジャー

老人クラブ　　NPO など
自治会

生活支援
介護予防

(厚生労働省：地域包括ケアシステム, 1. 地域包括ケアシステムの実現に
向けて,「図 地域包括ケアシステムの姿」を一部改変)

図2 病気の発症から退院までの療養の場

急性期病棟 **集中治療室 ICU**	**一般病棟へ移行**	**回復期リハビリテーション病棟・地域包括ケア病棟へ移行**	**自宅もしくは療養型の施設へ移行**
・生命の維持・管理の時期	・治療とリハビリテーションの両立の時期 ・退院調整もしくは回復期リハビリテーション病棟などへの転院の検討、準備を進める	・病態が安定した時期 ・在宅復帰に向け診療、看護、リハビリテーションを行う ・日常生活に必要な運動機能、嚥下機能、高次機能などの改善を目指したリハビリテーションを行う	・退院後、残存機能を活かした生活を送る時期 ・デイケアや訪問看護、訪問リハビリテーションなどのサービスを活用しながら自立した生活をめざす

地域包括ケア病棟へ

域や自宅での生活のための医療と介護、さらには住まいや自立した生活の支援までの切れ目なくつながる医療への転換です[5]。医療のみではなく、保健・医療・福祉チームによる一体的で包括的なアプローチをより充実させていく必要があります。

図2は、病院から病気の発症から退院までの**療養の場**を示しています。集中的な医療を終え、状態が安定したら急性期病棟から一般病棟に移行します。一般病棟からの退院が難しい場合は、回復期リハビリテーション病棟（病院）あるいは地域包括ケア病棟に移行し、在宅復帰に向けての支援を受け、在宅もしくは療養型の施設へ移行することになります。

　回復期リハビリテーション病棟は、2000年4月の介護保険制度の創設に伴い診療報酬改定により新設されました。ADL（日常生活動作）の向上による寝たきりの防止と在宅復帰を目的に集中的にリハビリテーションを行う病棟です。急性期医療を終了して状態が安定した患者さんで、身体的機能や活動能力が回復する時期の患者さんに対して、合併症や再発予防などに留意しつつ、日常生活の拡大の援助を行い、退院・在宅復帰を目標としています。

　対象となる疾患や重症度により入院日数の上限があり、最長180日から60日です。高次脳機能障害を伴った重症脳血管障害、重度の頸髄損傷などは180日であり最長です。

　地域包括ケア病棟は、急性期後の受け入れをはじめとする地域包括ケアシステムを支える病棟の充実が求められていることから、2014年の診療報酬改定により新設されました。自宅・在宅医療、介護施設等から直接、急性期・高度急性期の病院へ入院することが可能です。急性期医療後の患者さんの受け入れや、在宅や介護施設等からの緊急時の受け入れ、患者さんの在宅・生活復帰支援等の機能を有している病棟です。在宅療養中の介護疲れによる一時休息などのレスパイトが必要な方についても入院が可能です。対象となる疾患があり、入院日数は疾患により異なります。最長180日、最短は30日です。

　病院機能の細分化により療養の場が広がっています。患者さんや家族の状況や要望など、その人にあった療養の場を提供できるよう、多種多様な専門職と連携し、効果的なチームアプローチの実現が求められています。

2　チーム医療の実際

①チーム医療とは

　チーム医療について厚生労働省は、「医療に従事する多種多様な医療スタッフが、各々の高い専門性を前提に、目的と情報を共有し、業務を分担しつつも互いに連携・

補完し合い、患者の状況に的確に対応した医療を提供すること」と定義しています[6)]。医療現場においては、医師や看護師、薬剤師、管理栄養士、理学療法士・作業療法士・言語聴覚士、臨床検査技師、医療ソーシャルワーカー、医療事務などの専門職が共通の目的を目指し、互いに尊重し合い、相互補完的に協働して、より質の高い医療を提供しています。

　チーム医療のメリットとして、各専門職が協力することでより効率的かつ質の高い医療を提供できることや、患者さんのニーズに合わせて個別の治療・ケア計画を作成し、その効果を高めることができることがあげられます。また、患者さんは、複数の専門家がかかわることで、健康状態に関するさまざまな知識や情報を得ることができ、患者さん自らが健康状態を改善したり生活の中に取り入れたりすることができます。

　一方で、チーム医療は各専門職が協力し合うことが前提となるため、コミュニケーションの不足や、専門職間の意見の違いや対立が生じる場合があります。適切なコミュニケーションを図り、互いにリーダーシップ・メンバーシップを発揮することで、チーム医療のメリットを最大限に活かすことが大切です。

②チーム医療の実際

　チーム医療の実際においては、医療の場に応じて専門職が配置され、さまざまなチームが形成されています。急性期やICU・救命救急におけるチーム医療、回復期や慢性期医療におけるチーム医療、在宅医療におけるチーム医療、ある特定領域の専門チームによる医療などがあげられます。褥瘡対策チームや感染対策チーム、緩和ケアチームなどです。各医療チームの活動内容や構成メンバーについては、p.126の表1を参照してください。

　また、細田[7)]はチーム医療の成果を上げるために、**患者志向**(患者中心であること)、**専門性志向**(専門性が重視されること)、**職業志向**(多職種によって構成されていること)、**協働志向**(分業ではなく協働であること)という4つの志向性をあげています。また、各要素が相対立するとしています。患者志向と専門性志向が対立する例として、医療者が推奨する治療について患者さんが納得しなかったり治療に協力しないなどの場合です。また、医療チームの構成メンバーはそろっていても、互いのコミュニケーションが不足したり、うまく協働できないなど、職業志向と協働志向との対立から葛藤が生じる場合です。

　チーム医療の実際においては、より質の高い医療の提供という共通の目的を目指し、これらの志向性についてバランスをとっていくことが大切です。互いに尊重し合い、

相互補完的に協働し、より効果的にチーム医療を実践していきます。

③ 連携・協働

　多職種による**連携・協働**とは、共通の目的・目標を達成するために、複数の専門職が連絡し合い、役割分担して協力し合いながら活動することをいいます。より質の高い治療やケアを提供するために連携し協働していきます。連携・協働により、それぞれの職種が持つ強みを生かし、より高度な成果を得ることができます。また、協力関係を築くことで、コミュニケーション能力や協調性が向上し、チームワークが高まります。

　連携・協働していくうえで大切なことは、それぞれの**専門職の役割と責任**について理解することです。専門職の資格と業務に関する**根拠法**はそれぞれ異なり、資格に応じて専門的な機能と役割も異なります。互いの専門性や役割の違いを認識しつつ、状況に応じて自らの専門性を発揮していくという、自律的な連携・協働が求められます。

　どの職種においても治療やケアの実践においては対等です。チームメンバーをパートナーとして互いに尊重し、互いに**パートナーシップ**を発揮していきます。情報を共有し、意見を出し合い、丁寧に議論することで、対象のニーズに沿った治療やケアを導き出して実践していきます。

　最近では、先端技術の進展により、遠隔地でも連携・協働が可能になっています。対面ではなくオンラインで診療や多職種カンファレンスを開催するなど、新しい形態での連携・協働を推進していくことも大切なことです。

> **Column**　インタープロフェッショナルワーク(IPW)の推進
>
> 　チーム医療において専門職同士の連携・協働が基本です。WHOが推奨しているインタープロフェッショナルワーク(Interprofessional Work：IPW)とは、「複数の領域の専門職者(住民や当事者を含む)が、それぞれの技術と知識を提供し合い、相互作用しつつ、共通の目標の達成を患者・利用者とともに目指す協働した活動」[1]です。互いの相互作用を大切にし、互いに学び合い、成長できる関係をめざしており、その結果として多職種協働によるケアの質向上を目的としています。
>
> 　医療系の大学においては、将来を担う医療従事者に対する専門職連携教育(Interprofessional Education：IPE)が行われています。
>
> 1)埼玉県立大学編：IPWを学ぶ, 利用者中心の保健医療福祉連携. p.13, 中央法規出版, 2009.

2 多職種によるチームの類型と機能

1 チーム医療の類型

　多職種によるチームの類型について篠田[8]は、**連絡モデル、連携・協働モデル、ネットワークモデル**の3つを示しています。連絡モデルは、医師を頂点としたライン組織構造で、ピラミッド構造といわれています。医師にすべての情報が集まり、緊急時などの際に展開されます。連携・協働モデルは、患者さんや家族と関わりが深い職種のコアチームと、その周りに必要に応じて医師や薬剤師、管理栄養士など、コアチームをサポートするアソシエートチームが形成されるモデルです。問題や課題により、コアメンバーは異なります。コアチームは、カンファレンスなどで、ほかのメンバーとの意見のすり合わせを丁寧に行い、チームメンバー間で情報の共有化を図ります。コミュニケーションをこまめにとり、メンバー間で合意していきます（**合意形成**）。多面的な見方や創造的な思いもよらない解決策が見い出せる成果が期待できるとしています。

　ネットワークモデルは、フラットな人間関係を基本に、情報や知識の円滑な交換を行います。状況や課題によってはチームを形成する職種が変化します。また、チーム間の情報や問題を整理するコーディネーターがハブ（つなぐ・橋渡しの機能）の役割を担います。在宅療養に向けた退院支援では、病院チームと地域の在宅チームとをつなぐハブ拠点として、患者さんと家族、退院調整看護師、病棟看護師、医療ソーシャルワーカー、ケアマネジャーなどの職種で形成される混成チームとなります。

　多職種によるチームの類型モデルは、チームの課題によりどのようなモデルが適しているかという視点で判断し、状況の変化に応じて対応していくことが大切です。

2 医療チームの種類と機能

　多職種による医療チームの種類と機能については、表1に示しています。

　解決すべき問題や課題によって医療チームが形成され、**組織横断的に活動**しています。専門チームは、臨床の現場での情報提供や助言、指導に加え、専門領域の情報収集、分析により課題を明確化し、課題の解決・改善に取り組みます。

表1 医療チームの名称及び内容

チーム名	内容
栄養サポートチーム NST：nutrition support team	低栄養状態の改善や経口摂取への円滑な移行など、適切な栄養管理を実施し支援するチームです。医師、看護師、薬剤師、管理栄養士、理学療法士、言語聴覚士、歯科医師等で構成されます。
摂食嚥下支援チーム SST：swallowing support team	"食べる・飲み込む"をサポートするチームとして、摂食・嚥下障害の評価、訓練・指導を行います。医師、歯科医師、看護師(摂食・嚥下障害看護認定看護師)、管理栄養士、言語聴覚士、歯科衛生士等で構成されます。
呼吸ケアサポートチーム RST：respiration support team	主に人工呼吸器を装着した患者さんに安全・安心に呼吸療法が行われ、人工呼吸器からの離脱促進を図ります。医師、看護師、薬剤師、臨床工学技士、理学療法士等で構成されます。
感染対策チーム ICT：infection control team	院内感染の発生や拡大を最小限に留めることを目的としたチームです。医師、看護師(感染管理認定看護師)、薬剤師、臨床検査技師、事務職員等で構成されます。
褥瘡対策チーム PUT：pressure ulcer care team	褥瘡発生の予防、治癒や悪化防止のための治療や環境の改善を図ります。看護師(皮膚・排泄ケア認定看護師)、医師、薬剤師、管理栄養士等で構成されます。
緩和ケアチーム PCT：palliative care team	患者さんと家族の次の苦痛に対して、早い段階からチームで介入することでQOL(人生の質、生活の質)を改善します。①身体的症状、②心理・社会的問題、③スピリチュアルな症状などです。 医師、精神科医、看護師、薬剤師、医療ソーシャルワーカー、臨床心理士、管理栄養士、理学療法士等で構成されます。
退院調整チーム	患者さんやご家族の退院後のさまざまなニーズや課題に応じて、適切な療養状況の選択支援等を行い、安心して退院するための支援をします。医師、退院調整看護師、薬剤師、理学療法士、医療ソーシャルワーカー、事務職員等で構成されます。
認知症サポートチーム DST：dementia care support team	認知症による苦痛や不安を最小限に抑えて必要な医療を受けられるようにするとともに、生活の質やADLの悪化を防ぐ支援をします。医師、看護師(認知症看護認定看護師)、薬剤師、作業療法士、社会福祉士等で構成されます。
臨床倫理コンサルテーションチーム CECT：clinical ethics consultation team	医療現場で直面したさまざまな臨床倫理上の問題について相談や助言を行います。医師、看護師、薬剤師、社会福祉士、事務職員等で構成されます。 メンバーに臨床倫理認定士(日本臨床倫理学会認定)が在籍
精神科リエゾンチーム	一般病棟に入院中の患者さんの精神状態を把握し、精神科専門医療が必要な人を早期に発見します。精神科専門医療を早期に提供することで、症状の緩和や早期退院に繋げます。不眠やうつ、不安、せん妄、認知症など、さまざまな精神症状や精神疾患などに対応し、穏やかに入院生活が送れるよう支援をします。 精神科医、精神看護専門看護師、薬剤師、作業療法士、精神保健福祉士、臨床心理士等で構成されています。

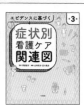

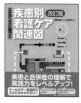

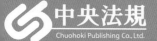
  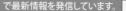

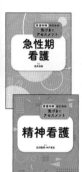

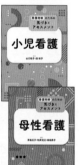

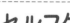

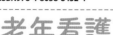

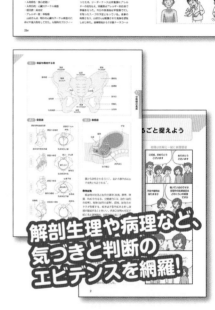
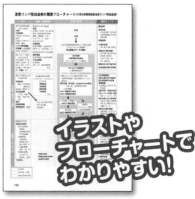

看護学生のための わかりやすい 法律・制度

新刊

ISBN 978-4-8058-8814-8

著：望月聡一郎
A5判／330頁
定価2,860円（税込）

2023年2月刊行

苦手意識を持ちやすい法律・制度をとことんわかりやすく解説！国試の過去問も収載。

看護診断の 看護過程ガイド
ゴードンの機能的健康パターンに基づくアセスメント

ISBN 978-4-8058- 8748-6

編集：上野栄一
　　　西田直子

AB判／240頁
定価2,970円（税込）

2022年8月刊行

情報収集から正確な看護診断をどのように導くかをわかりやすく事例で解説！

看護にいかす 文献検索入門
学び続けるための情報探索スキル

ISBN 978-4-8058-8406-5

著：富田美加
　　松本直子

B5判／182頁
定価2,200円（税込）

2021年12月刊行

情報を効率的に検索・入手するためのノウハウを実際の検索画面でわかりやすく解説！

精神科看護 ポケットガイド

ISBN 978-4-8058-8773-8

編集：川野雅資

新書判／256頁
定価2,420円（税込）

2022年9月刊行

臨床で役立つ161項目を、エビデンスに基づいた最新の内容で解説！

看護のための 検査値の見かた ポケットガイド

ISBN 978-4-8058- 8774-5

編集：
東京女子医科大学
附属足立医療セン
ター看護部
新書判／326頁
定価2,200円（税込）

2022年12月刊行

基準値・異常値にとどまらず、検査の目的や結果を読み解くポイントを整理！

ナースのための レポートの書き方 第2版
仕事で使える「伝わる文章」の作法

ISBN 978-4-8058-8102-6

著：水戸美津子
A5判／104頁
定価2,200円（税込）

2020年3月刊行

会議録や研修報告書等の書き方、Power Pointのスライド作成のコツを解説！

改訂 身近な事例で学ぶ 看護倫理

ISBN 978-4-8058-8118-7

著：宮脇美保子
A5判／184頁
定価2,200円（税込）

2020年3月刊行

日常的なジレンマに悩む看護師や看護学生に倫理的な考え方・行動を示す一冊。

新版 精神看護学

ISBN 978-4-8058-8177-4

監修：
一般社団法人
日本精神科看護
協会
編集：遠藤淑美
　　　末安民生

B5判／502頁
定価3,960円（税込）

2020年7月刊行

基礎的な知識や理論をわかりやすく解説した「精神看護学」のテキスト。事例を多数収載。

公衆衛生看護学 第3版

ISBN 978-4-8058-8388-4

編集：上野昌江
　　　和泉京子

B5判／650頁
定価4,180円（税込）

2021年12月刊行

2022年度からの新カリに対応した、「地域・在宅看護論」でも活用できるテキスト。

3 多職種カンファレンス

1 多職種カンファレンスの目的

　多職種カンファレンスは、医師や看護師、薬剤師、理学療法士・作業療法士・言語聴覚士、管理栄養士、医療ソーシャルワーカーなど、多種多様な職種のスタッフが、連携・協働のもと治療やケアの方針や計画について話し合い、決定することを目的としています。異なる専門職が集まり、共通のテーマについて情報の共有や意見交換を行います。

　図3は、患者さんやその家族を中心においた**円環型のチーム医療**の姿を示しています。状況や課題に応じて、関連する職種間で情報を共有し、相互補完的に連携・協働しながら、**課題解決**に向けて患者さんやその家族に関わっていきます。

図3　患者さんを中心としたチーム医療

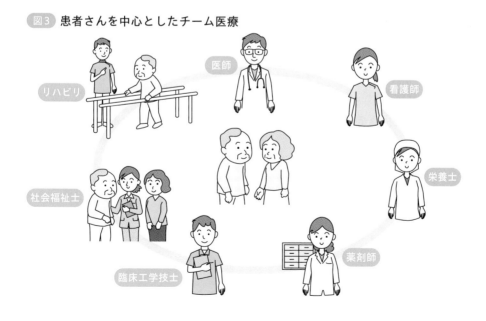

❷ 多職種カンファレンスの種類

多職種カンファレンスは、さまざまな形で開催されています。急性期病棟や回復期（リハビリテーション）病棟、療養病棟などで開催する**入院時カンファレンス**や**退院時カンファレンス**、**退院支援（退院調整）カンファレンス**があります。主治医・担当医や病棟看護師が中心となって関連する職種とともに開催します。また、褥瘡対策や緩和ケアなど、表1（p.126）の**専門チームによるカンファレンス**など、定期的あるいは随時開催されています。また、地域で開催する**サービス担当者会議**（介護保険適用の場合）や、**地域ケア会議**（会議事業にかかわる関係者等）などがあります。患者さんや家族が参加する**患者参画型カンファレンス**は、患者さんを中心とした意思決定が必要な場合に開催されます。患者さんの体調に留意します。家族が参加する場合は、時間調整が必要です。カンファレンス開催時は、患者さんは大勢の中で緊張しがちですので、事前にカンファレンス開催の目的や流れを説明しておくことが大切です。患者さんの要望や意見を事前に確認するなどして、カンファレンスの場で発言できるように支援します。

退院時カンファレンスや退院支援（退院調整）カンファレンスでは、必要時**合同カンファレンス**として拡大して開催されます。院内の専門職に加え、地域の医療機関の医師（かかりつけ医となる開業医、往診医など）や看護師、訪問看護師、訪問リハビリテーションスタッフ、介護支援専門員（ケアマネジャー）、介護福祉士、訪問ヘルパー、社会福祉士、精神保健福祉士、行政の保健師などが参加します。ほかには、歯科医師や歯科衛生士、皮膚排泄ケア、嚥下・摂食障害看護、脳卒中リハビリテーション看護などのスペシャリストが参加することもあります。

看護師は、患者さんや家族の健康状態や生活レベル等により、どのような専門職がかかわるとよいかを常に判断し、限りある人材を有効に活用していきます。カンファレンスのメンバー構成の検討や専門チームの選択、開催のタイミングなど、カンファレンスの**マネジメント**を担うのは、患者さんに最も近い存在の看護職が担うのが適切です。また、カンファレンスのファシリテーターの役割を担い、効果的に運営します。

実習中に受けもち患者さんについてのカンファレンスが予定されている場合は、実習指導者や教員に相談して積極的に参加しましょう。実習では一人の患者さんとじっくり向き合うことができます。受けもち患者さんが学生にしか話していないことのなかに、多職種で共有したほうがよい内容が含まれていることがあります。実習指導者に報告、相談し多職種カンファレンスに臨みましょう。カンファレンスの開催の準備や進め方については、第2部Q25（p.219）を参考にしてください。

４ チーム医療における看護師の役割

厚生労働省のチーム医療の推進に関する検討会報告書(平成22年3月19日)によると、「看護師については、あらゆる医療現場において、診察・治療等に関連する業務から患者の療養生活の支援に至るまで幅広い業務を担い得ることから、いわば『チーム医療のキーパーソン』として患者や医師その他の医療スタッフから寄せられる期待は大きい」と述べられています[9]。患者さんのベッドサイドですべての医療場面にかかわり、最も近い存在である看護師は、患者さんや家族を包括的に見ることができることから、**チーム医療のキーパーソン**としての役割が求められているといえます。

チーム医療のキーパーソンである看護師は、日々の観察を踏まえ、患者さんやその家族のニーズを把握するとともに、医療チームのメンバー全員がそのニーズを認識し、共通理解できるように**情報発信**する役割があります。医療チームの職種間、および患者さんと医療チームとの**橋渡し役**といえます。

チーム医療における看護師の役割については、主に医療機関の看護師としての役割をあげています。病院での成人看護学実習を思い描きながら理解してください。

①健康状態の評価と生活の視点

医療チームの一員である看護師は、患者さんの健康状態を観察、評価し、必要に応じて医師への報告や他の職種に情報を提供します。

患者さんの健康状態を評価する際は、退院後の生活を考慮します。また、ほかの職種からの情報提供を受け、**生活の視点**で総合的に把握し判断することが重要です。どのような健康状態であっても、患者さんが自分らしく生活することを支援することが求められています。

退院後の生活上の困難はどの程度なのか、介護や福祉機器の利用などサービスや職場復帰に向けての調整が必要か、あるいは、終末期の患者さんが自宅で生活する場合、尊厳を保ちながら穏やかに最期のときを迎えるにはどうしたらよいかなど、患者さんの健康状態や状況の変化によってさまざまな対応が求められます。患者さんや家族が今後はどのような生活を送りたいと思っているのか、今後の生活についての考えや要望、期待などを医療チーム内で共有していきます。患者さんや家族のこれまでの生活

から、現在、今後という時間軸で生活の変化をとらえ、患者さんが自分らしく生活していくことを支援します。

②ケア計画の策定と実施・評価

　看護師は、医師や他の医療スタッフとともに、患者さんのケア計画を策定します。策定する際は、それぞれの職種が専門家として意見を出し合い、建設的な話し合いにより決定していきます。治療やケアの方針を共通認識したうえで、看護専門職としての責任のもとに専門性を発揮して実践していきます。その際、患者さんや家族に対して、治療内容や予後、ケアの方向性などを理解できるように説明することが重要です。専門用語を使用する際は、文字や図などを用いて**補足説明**するなど、患者さんにとってわかりやすい方法を工夫します。

　看護ケアの実践では、**専門チーム**の活用が必要な場合があります。専門チームの種類や機能、構成メンバーについては、p.126の表1を参照してください。認定看護師や専門看護師などの**スペシャリスト**を活用することで、より患者さんのニーズに沿った質の高い医療が提供できます。また、看護師の実践においてもスペシャリストによる適切なアドバイスや指導を受けることができ、より効果的なケアの実践が期待できます。

　実践の評価については、各職種が行った評価を医療チーム内で共有します。さらに意見を交わし、次の治療・ケア計画の策定に活かしていきます。看護師は、情報を総合的に判断し、より質の高いケアの実践につなげます。

　実習中に専門チームの組織横断的な活動を見学する機会があれば、実習指導者や教員に相談し行動計画に加えてみましょう。

③代弁者の役割と意思決定への支援

　看護師は、患者さんの**代弁者（アドボケーター）**としての役割があります。患者さんが治療方針やケアの方針、実施内容などについて、医療者から説明を受けたとしても、患者さんはその場ですべてを理解し、**意思決定**することは大変難しい状況におかれます。説明を受けるときに緊張していたり、説明内容によっては動揺が激しかったり、すべてを受け入れることが難しい場合があります。また、患者さん自身が意思決定できない、あるいは意思を確認できない状況があり、代理として家族が重大な決定をせざるを得ないことが生じることもあります。その場合は、**代理意思決定への支援**が必要となります。

　患者さんは説明を受けた後に、疑問やわからないことが生じます。一度納得し同意

したとしても、その後に迷ったり状況の変化により気持ちが変化したりすることもあります。一度の説明で理解し納得していると判断しないで、看護師は医療者の説明に対して患者さんの理解の程度や受けとめ方を把握します。看護師は、追加説明したり、患者さんの代弁者として医師に患者さんの状況について伝え、あらためて医師に説明を依頼するなどの対応をしていきます。

実習中、受けもち患者さんとの会話を通して気づいたことがあれば、患者さんの思いや考えを看護師に報告するようにしましょう。看護師や看護学生は、ほかの職種に比べ、患者さんにとって最も身近な存在です。看護学生の情報はとても重要な情報かもしれません。実習指導者や教員に相談し、医療チームへの情報提供を行動計画に加えてみましょう。

④調整役（コーディネーター）

看護師は、患者さんや家族に必要なケアが適切に提供されるように、看護スタッフやほかの職種が提供しているケアを調整したり、患者さんや家族と医療者との間で生じる意見の違いを調整するなど、**調整役（コーディネーター）**を担います。各職種が提供するケアの計画や実施状況、ケアの効果などを確認し、必要時ケア方針やケア内容の変更について医療チームに提案します。患者さんや家族のニーズにあっているか、ケアの方針や方向性、ケア内容などについて、医療チームのメンバーと話し合いながら調整していきます。より質の高いケアの提供につなげていくための重要な役割を看護師は担っています。

調整役である看護師には、患者さんや家族、ケア提供者である他職種からの**相談役**（コンサルタント）としての役割も担います。提供されているケアの水準を把握し、ケアの提供者への情報提供や説明などを行い、ケア全体の水準の維持、向上を図ります。

⑤医療連携の促進と継続看護

医療施設の機能分化が進み、急性期医療を提供する病院から慢性期医療を提供する医療施設へと円滑に移行できることが求められています。また、在宅療養への移行においては、かかりつけ医、訪問看護や訪問介護、訪問リハビリテーションなどの職種が提供するサービスが必要となる場合があります。患者さんの医療ニーズに応じて、それぞれの療養の場へ円滑に移行できるよう、**病病連携**（病院間の連携）や**病診連携**（病院と診療所の連携）等、施設間相互の理解と関係強化が求められています。また、急性期病院から療養型の病院、介護保険施設などへ移行する際は、医療者によってケアのばら

つきがないように必要な情報を提供するなど、医療連携を効率的・効果的に進めていく必要があります。医療機関の医療チームに加え、診療所や療養型の病院、介護保険施設、訪問看護ステーション、居宅介護事業所、地域包括ケアセンター、行政機関などの関係職種との連携を強化していくことが大切です。例えば、在宅と医療をつなぐ訪問看護師、在宅での生活を支援するケアマネジャー（介護支援専門員）との連携でなどがあります。

　また、**看看連携**（病院の看護職と地域の看護職との連携）も必要です。看護職は地域で幅広く活動しています。看護職間の連携により適切なケアを切れ目なく継続して提供できるようにします。看護師は、地域連携室と連携しながら、院内外の専門職との円滑なコミュニケーションにより、医療連携を推進していく役割があります。患者さんが自分らしい生活を送れるように、施設内外に情報発信し、**切れ目のない連携と橋渡し**の役割を果たすことが大切です。

　実習中の受けもち患者さんの退院に向けてのかかわりでは、看看連携や**継続看護**を意識してケアの目標や計画内容などを見直してみることをおすすめします。

　チーム医療においては、患者中心が基本です。職種間の連携・協働により、患者さんや家族を中心におき、それぞれの専門性を尊重して対等な関係で意見を出し合い、より質の高い医療を実現することが求められます。「看護師は何をする人か」という専門職としての問いをもちながら、看護専門職者としての役割と責任をはたしていくことが求められます。

引用文献
1）小坂鎮太郎，松村真司：外来・病棟・地域，をつなぐケア移行実践ガイド．pp.2-5，医学書院，2022.
2）厚生労働省：社会保障制度改革国民会議報告書〜確かな社会保障を将来世代に伝えるための道筋（平成25年8月6日），pp.21-27：https://www.mhlw.go.jp/file/05-Shingikai-10801000-Iseikyoku-Soumuka/0000052615_1.pdf（2023年6月27日閲覧）
3）厚生労働省：地域包括ケアシステム：
https://www.mhlw.go.jp/stf/seisakunitsuite/bunya/hukushi_kaigo/kaigo_koureisha/chiiki-houkatsu（2023年5月15日閲覧）
4）厚生労働省：III　医療費適正化の総合的な推進：
https://www.mhlw.go.jp/bunya/shakaihosho/iryouseido01/taikou04.html
もしくは　https://www.mhlw.go.jp/bunya/shakaihosho/iryouseido01/pdf/taikou04.pdf（2023年5月15日閲覧）
5）厚生労働省：社会保障制度改革国民会議報告書〜確かな社会保障を将来世代に伝えるための道筋（平成25年8月6日），p.21：https://www.mhlw.go.jp/file/05-Shingikai-10801000-Iseikyoku-Soumuka/0000052615_1.pdf（2023年6月27日閲覧）
6）厚生労働省：チーム医療の推進について，チーム医療の推進に関する検討会報告書（平成22年3月19日）：https://www.mhlw.go.jp/shingi/2010/03/dl/s0319-9a.pdf　（2023年5月15日閲覧）
7）細田満和子：「チーム医療」とは何か，医療とケアに活かす社会学からのアプローチ．pp.32-93，日本看護

協会出版会, 2012.

8) 篠田道子：多職種連携を高めるチームマネジメントの知識とスキル. 医学書院, pp.17-21, 医学書院, 2017.

9) 厚生労働省：チーム医療の推進について，チーム医療の推進に関する検討会報告書（平成22年3月19日）：https://www.mhlw.go.jp/shingi/2010/03/dl/s0319-9a.pdf（2023年5月15日閲覧）

参考文献

・内閣府：令和4年度高齢社会白書（概要版）：https://www8.cao.go.jp/kourei/whitepaper/w-2022/gaiyou/04pdf_indexg.html

・厚生労働省：令和2年度診療報酬改定　Ⅲ-1医療機能や患者の状態に応じた入院医療の評価：https://www.mhlw.go.jp/content/12404000/000864213.pdf（2023年5月15日閲覧）

・厚生労働省：平成26年度診療報酬改定　地域包括ケア病棟のイメージと要件：mhlw.go.jp/stf/seisakunitsuite/bunya/hukushi_kaigo/kaigo_koureisha/chiiki-houkatsu/（2023年5月15日閲覧）

第 **6** 章

成人看護学実習を
安全に行うために

1 組織で取り組む医療安全

　日本における医療安全への取り組みは、1999年に発生した**手術患者取り違え事故**が契機となっています。それまでは、「医療事故とは、あってはならないもの」として、個人の責任が追及されていました。しかし、個人の責任を追及しても医療事故はなくならない、同じような事故が繰り返されているという現状に対し、医療界においては発想の転換がもとめられました。同時期に、米国医療の質委員会・医学研究所の報告書である「**To Err is Human**」（**人は誰でも間違える**）[1]によって、国民の医療安全に対する意識が高まり、同時に国による医療安全対策の取り組みを加速させました。2000年以降は医療事故を予防することに重点が置かれ、安全対策の法律や制度が整えられてきました。「人は誰でも間違える」という**ヒューマンエラー**の考え方を基本に、個人の責任ではなく、組織としての個人が、安全に仕事ができるようにしくみをつくっていくという考え方に変わってきました。

　国の医療安全への取り組みとして、2002年に「医療安全推進総合対策～医療事故を未然に防止するために」が策定され、医療機関における安全管理体制を整備するとともに、

Column	手術患者取り違え事故

　平成11（1999）年1月11日に某私立大学付属病院で発生した事故です。当日9時から患者Aさんの心臓手術、患者Bさんの肺の手術がそれぞれ予定されていましたが、患者Aさんに肺手術、患者Bさんに心臓手術をしてしまったという医療事故です。患者誤認が原因でした。

　この事故は、医療事故の中でも患者さんを取り違えて手術してしまったという重大な事故であり、病棟看護師、手術室看護師、主治医、担当医、麻酔医等、数多くの医療者がかかわっていながら、誰一人として手術終了まで患者間違いであったことに気づかなかったとして、社会から多くの関心が集まりました。また、医療の信頼を揺るがした事故であり、国民の不安が少なからず生じたとして、一医療施設の問題としてとらえるのではなく、日本の医療全体の問題として取り組むことになりました[3)4)]。

　当該事故にかかわった看護師、医師らは裁判の結果、注意義務を怠ったとして有罪の判決となりました。

医薬品・医療機器等に係る安全性の向上、医療安全に関する教育研修等に取り組まれています[2]。2003年には医療安全管理者の配置、医療安全管理部門の設置など、各医療機関では安全に医療を提供するための組織的な取り組みがなされています。

　組織で取り組むリスクマネジメントにおいて広く用いられているモデルに、**ハインリッヒの法則**があります。保険会社に勤めていたハインリッヒ（Heinrich HW）は、労働災害について調査した結果、図1に示すように1件の重大な事故の陰には、29件の軽い事故、さらにその背後には負傷を伴わない300件のミスが存在しているとしています[5]。危険で有害な事象の陰には、数多くの小さな危険がある事象があり、日ごろのささいなヒヤリ・ハットやインシデントを防ぐことで重大な事故を防ぐことができるという考え方です。

　もう一つのモデルは**スイスチーズモデル**です。イギリスの心理学者ジェームズ・リーズン（Reason J）が提唱しました。図2に示すように、事故は単独（1つの穴）で発生するのではなく、いくつかの防御壁の穴（安全対策）をすり抜けて連鎖して起こるという考え方です[6]。事故を防ぐためには一つの失敗が事故につながらないように、組織としていかに防御壁を備えるかになります。前述の手術取り違え事故はまさにこのモデルの典型的な例といえます。

　この2つのモデルは、医療事故が個人の問題ではなく、組織におけるシステムとしての問題であること、しかも問題は一つではなく複数であるという考え方を示しています。病院などの医療機関では、組織体制として医療事故を防ぐしくみづくりや、医療事故が起きてしまっても患者さんへの被害がない、もしくは被害を最小限にするしくみを整えることが医療安全対策では重要です。

図1 ハインリッヒの法則

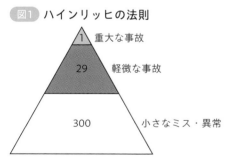

Heirich HW：Industrial Accident Prevention. Ascientific Approach, 1941.

図2 スイスチーズモデル

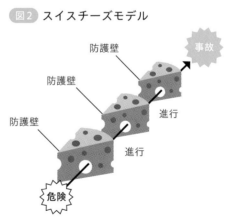

Reason J：Human error, models and management. BMJ, 320 (7237), 768-770, 2000.

2 安全確保のための実習前トレーニング

　実習を行ううえで、医療安全に関する基礎的な知識と技術を身につけておくことは重要なことです。なぜなら、患者さんの安全を守ると同時に、学生自身を守ることになるからです。必ず復習して実習に臨みましょう。

　看護業務の根拠となる法は、「**保健師助産師看護師法**」（以下、保助看法と略）です。看護師の免許、試験、業務、罰則など、看護師が仕事をするうえで重要な内容であり、国家資格があることで、侵襲のある看護行為を実施できることが法的に許されています。

　では、看護師の免許を有しない看護学生が、なぜ看護行為をしていいのでしょうか。

　学生の臨地実習に係る保助看法の適用の考え方について、厚生労働省医政局看護課の「看護基礎教育における技術教育のあり方に関する検討会報告書（2003）」[7]に示されています。詳細はp.151 表3を参照してください。患者さんの同意を得て、かつその行為が患者さんにとって有益で必要なことであり、事前に**学生の技術水準が保証され安全性が確保されている**場合であれば、違法性はない（**違法性の阻却**）ということになります。実習前に受けもち患者さんの看護に必要な専門知識を再学習したり、看護技術を再トレーニングするなどして実習に臨む理由がここにあります。

　医療事故に関する用語については、表1に示しています。実習前にそれぞれの用語の意味や違いを理解しておきましょう。特に医療事故と医療過誤の違いで重要なことは、医療事故の発生原因に医療を提供する側に“**過失**”があったかどうかです。

表1　医療事故に関する用語の定義

用語	定義
医療事故	医療に関わる場所で医療の全過程において発生する人身事故一切を包含し、医療従事者が被害者である場合や廊下で転倒した場合なども含む。
医療過誤	医療事故の発生の原因に、医療機関・医療従事者に過失があるものをいう
インシデント	日常診療の場で、誤った医療行為などが患者さんに実施される前に発見されたもの、あるいは、誤った医療行為などが実施されたが、結果として患者さんに影響を及ぼすに至らなかったものをいう。ヒヤリハットと同義とする
アクシデント	医療事故に相当する用語として用いる。医療行為により患者さんに何らかの障害が発生した場合

厚生労働省　医療安全対策検討会議：医療安全推進総合対策～医療事故を未然に防止するために～：https://www.mhlw.go.jp/topics/2001/0110/tp1030-1y.html（閲覧日：2023年2月17日）を参考に作成

"注意義務"という言葉を思い出してみてください。看護師が業務上注意すべきことを怠り、患者さんに不利益なことが生じたとき、**注意義務違反**となります。つまり、看護師の過失があったと判断されます。したがって、人の生命に関わる専門職がとるべき行動は、事故発生の可能性について予測（**結果予見義務**）し、それを回避するための行為をとることができたかどうか（**結果回避義務**）にかかっています。

　臨地実習においては、誤認や転倒・転落などの事故を防止するための安全対策を確実に実施し、事故防止に最大限努力することが求められます[8]。

　実習中の安全対策を確実に行うことは重要なことですが、もう一つ大切なことがあります。看護学生自ら**危険予知能力**を高めることです。

　危険に対する感受性を高める訓練として、厚生労働省は**危険予知訓練KYT**を推奨しています。危険予知訓練は、作業や職場にひそむ危険性や有害性等の危険要因を発見し解決する能力を高める手法で、ローマ字のKYTは、危険のK、予知のY、訓練（トレーニング）のTをとったものです[4]。KYT基礎4ラウンド法で進めていきます。ある事象に対して、1ラウンドは「どんな危険が潜んでいるのか」をブレインストーミングで発想したことを自由に出し合います。2ラウンドで「これが危険のポイントだ」を見出していきます。3ラウンドでは「私ならこうする」を出し合い、最後4ラウンドでは「私たちはこうする」とい行動レベルの内容をメンバーの合意のもと決定します。決定した内容はチーム全体で共有し実践していきます。KYTなどの日々の訓練で危険予知能力を高めていきましょう。

3 学生が起こしやすいインシデント

　看護師は、ほかの医療者と比べ患者さんに接する時間が最も長いため、患者さんに看護を安全に行うことは重要な課題です。看護学生にとっても看護学実習ではインシデントを防ぐために、前もって予防行動をとることが非常に重要です。

　実習中に看護学生が起こしやすいインシデントについては、ベッドから車いすへの移乗時やトイレ周囲での転倒、ベッドからの転落、学生の単独行動による看護ケア（清潔ケア・排泄ケアなど）の実施、個人情報の取り扱いなどの報告があります[9][10][11]。

　看護学生ができる予防行動として、例えば、患者さんはどのくらい動けているか、あるいは動いていいのかなど、日常生活動作の範囲や安静度などを観察し、患者さんの状態や状況を把握しておくことが大切です。また、ベッドのストッパーはかかっているか、履物はベッドの近いところにあるか、ナースコールは手の届くところに設置しているか、トイレの環境は安全かなど、患者さんのベッド周囲や廊下、トイレなど、病室内外の環境の危険の有無を確認し、安全な環境に整えることが大切です。また、創部に挿入されているチューブや点滴の接続チューブなどの管理の視点も重要です。

　実習中は、患者さんを取り巻く環境にはどのような危険が潜んでいるのか、いち早く気づけるようになりましょう。気づくことで予測ができ、前もって危険を回避する行動につながります。特に毎日の実習開始時に行う行動計画の発表は、学生が立案した援助計画の内容や方法を実習指導者や教員に伝えることで、内容に不足があった場合は指導者や教員から指導を受ける場になります。「援助計画に不安がある」、「看護技術に自信がない」などといった状況を伝えましょう。指導者や教員の適切なアドバイスによりインシデントを防ぐことにつながります。

　看護学生が起こしやすいインシデント発生の背景に、実習中の過度な緊張や体調不良などによる**注意力、集中力の低下**が関連していることがあります。また、実習中は、慣れない環境で慣れない人たち（患者さんや家族、医療者など）に関わることから、実習にむけて身体面・精神面の両方を整えることは安全対策上とても大切です。特に、食生活を調整すること、睡眠時間の確保をすることはとても重要です。実習中に体調不良になった場合は、自ら申し出ることが大切です。実習終了後は、実習記録の整理やレポート作成、次の実習の事前学習などは計画的に行い、体調を整えましょう。看

護学生として、自身の健康を整え安全を守ることは、患者さんの安全を守ること、安全な医療の提供につながることを忘れないようにしましょう。

　看護学実習にあたり、万が一の場合を考え保険に加入する必要があります。「看護学実習ガイドライン」（大学における看護系人材養成の在り方に関する検討会、2022年3月30日）において、学生が行う対策として「学生は、他者の物損傷害等に対する個人賠償責任のみの保険だけではなく、実習中の学生自身の感染事故、対象者への治療費用の支払いにも対応できる学業費用保険に加入する必要がある」[12]としています。所属の学校で紹介されていますので実習前に保険に加入を済ませて実習に臨んでください。

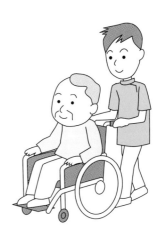

4 チーム医療で行う安全対策

　多職種チームによる安全対策は、事故を防ぐために適切なコミュニケーションを行うことが非常に大切です。医療現場はさまざまな職種のチームが患者さんに関わることになりますので、医療スタッフ間で「確認する」「伝える」という行為はかかせません。**「報告・連絡・相談」**がとても大切とよくいわれるのは、報連相が患者さんだけではなく看護師自身の安全を守ることにもつながるからです。看護学実習においても同様です。看護学生は思ったこと、考えたこと、些細な違和感や不安なことでも言葉に出して実習指導者や教員と共有することが医療事故を防ぐうえで大切です。また看護学生は、実習施設である組織の一員です。看護ケアを計画してきた際に、実習指導者や看護師からケアの方法や留意点、関連する知識や技術等、詳細に確認されたり指導を受けたりということを体験します。これは、組織全体で安全な医療を提供するうえでとても大切なことです。患者さんの安全を保証し、かつ学生自身の安全を守ることにつながります。組織の一員としての自覚をもって実習に臨みましょう。

　実習中の実習指導者や教員への報告は、**SBAR**を使って簡潔かつ的確に伝えることが大切です。「SBAR」とは、状況（Situation）、背景（Background）、アセスメント（Assessment）、提案（Recommendation）の頭文字のことをいいます。まずは起こっている状況を伝え、その患者の背景、そこから自らのアセスメント内容を伝えます。最後に看護学生としての提案を伝えます。SBARの詳しい内容は第2部Q24（p.216）を参照してください。事例を紹介しながら説明しています。看護師の大事なスキルの一つです。ぜひ報告の練習として実施してみてください。

5 インデントを起こしたり発見したときには？

　看護学生がインシデントやアクシデントを起こしてしまった場合は、実習指導者と教員に速やかに報告してください。一人では対応してはいけません。実習要項に記載されている「事故発生対応マニュアル」、「連絡経路のフローチャート」等を実習前、実習中に必ず確認しておきましょう。看護学生は「患者さんに対して申し訳ない」という気持ちや「実習の成績に影響が出るのではないか」という不安があり、報告を躊躇していまうかもしれません。しかし、躊躇していると患者さんへの被害がさらに広がってしまい、状況によっては命に関わる事態をまねいてしまうことになります。**速やかな報告**が鍵となります。実習中に判断に迷ったり気になったりしたこと、ヒヤリ・ハットしたこと等があった場合は、速やかに実習指導者や教員に報告し、マニュアルやフローチャートに沿って行動してください。インシデントが発生した際に報告するという行動は、よりよい看護を考え、提供するためのきっかけになるはずです。

　看護学生はインシデントを起こしてしまった場合は、指導者と教員に報告し、患者さんの**安全確保**に努めます。その後速やかに**インシデントレポート**を記入し教員に提出します。インシデントレポートは反省文ではありません。インシデントレポートを記載する理由は、インシデントの発生要因や原因を究明し、二度と起こさないようにするためです。また、起こしてしまったインシデントを実習グループにも報告します。報告した後は、学生カンファレンスで話し合い、学びを共有することが大切です。メンバー間で情報を共有することで安全意識が高まり、チーム一丸となって安全対策を考える機会になります[13]。学生カンファレンスでは、必ず対策を出し、その対策を実習中に実行に移してください。自分を振り返る機会をもち、起こったインシデントを今後の行動に生かしてください。また、学生カンファレンスで検討した対策は、実習指導者に報告します。報告した対策は実習病棟の安全対策に反映されます。臨床でどのように事故防止対策に役立っているかを実習中に体験する機会があるかもしれません。安全に対する意識の向上につなげましょう。

　インシデントは上記でも触れた通り、複数の要因・原因によって、また既にあるシステムが原因で起こってしまうことが多いものです。日頃から感受性を高め、疑問や違和感があること、不安があること、初めて実施することなどは、躊躇せず報告・相談

することが大切です。一つひとつの経験を積み重ねながら分析し、今後の看護実習に役立ててください。

引用文献

1) Institute of Medicine:Report of the Committee on Quality of Health Care in America.WC Richardson, Chair. National Academies News Public Briefing of December 1, 1999.
2) 厚生労働省　医療安全対策検討会議：医療安全推進総合対策　〜医療事故を未然に防止するために〜, 2002. https://www.mhlw.go.jp/topics/2001/0110/tp1030-1y.html（2023年2月9日閲覧）
3) 厚生労働省：患者誤認事故防止方策に関する検討会報告書. https://www.mhlw.go.jp/www1/houdou/1105/h0512-2_10.html（2023年6月14日閲覧）
4) 横浜市立大学医学部附属病院の医療事故に関する事故調査委員会：横浜市立大学医学部附属病院の医療事故に関する中間とりまとめ. 1999. https://www.yokohama-cu.ac.jp/kaikaku/BK3/bk3.html（2023年6月14日閲覧）
5) 厚生労働省　職場の安全サイト：https://mhlw.go.jp/topics/2001/0110/tp1030-ly.html（2023年2月9日閲覧）
6) Reason　J, 電力中央研究所ヒューマンファクター研究センター訳：組織事故とレジリエンス　人間は事故を起こすのか, 危機を救うのか(第2版), p.123, 日科技連出版社, 2011.
7) 厚生労働省：看護基礎教育における技術教育のあり方に関する検討会報告書. 2003. https://www.mhlw.go.jp/shingi/2003/03/s0317-4.html（2023年6月14日閲覧）
8) 文部科学省　大学における看護系人材養成の在り方に関する検討会：看護学実習ガイドライン. p.8, 2020. https://www.mext.go.jp/content/20200330-mxt_igaku-000006272_1.pdf（2023年5月16日閲覧）
9) 中澤洋子, 中村恵子, 高儀郁美：成人看護学実習におけるインシデントの実態と教育上の課題. 北海道文教大学紀要, 39, pp.101-109, 2015.
10) 細野恵子, 鈴木里奈, 武市千穂ら：看護系大学生の臨地実習におけるインシデント発生の実態とインシデントに対する学生の認識. 旭川大学保健福祉学部研究紀要, 10, pp.45-53, 2018.
11) 中野玲子, 四上あゆみ：看護基礎教育における医療安全療育に関する研究の動向と課題. 藍野大学紀要, 34：63-75, 2022
12) 上記文献8) p.8（2023年5月16日閲覧）
13) 阿部晴美, 竹田理恵, 村井麻子他：成人看護学実習における事故予防対策；インシデントの予測と予防行動に関する実習前カンファレンスの試み. 研究紀要　青葉, 7(2)：7-18, 2006.

1 感染予防対策

感染予防対策は、患者さんと医療者双方を守るうえでも重要な対策です。入院患者さんは、疾患や治療による免疫能の低下に加え、手術やチューブ類の挿入、留置などで病原体が体内へ侵入しやすく、医療者や医療機器、病院の環境などを媒介とした感染のリスクが高くなります。また、抗菌薬が日常的に使用されていることで、薬剤耐性菌（抗菌薬に対する薬剤耐性のある細菌）が発生することもしばしばあります。感染管理は、患者さんの予後を左右することにもつながります。院内で働く職員はもちろん、学生も一人ひとりが正しい知識を身につけ、確実に感染予防対策を講じていく必要があります。

① スタンダードプリコーション（標準予防策）

スタンダードプリコーション（標準予防策）は、感染症の有無にかかわらず血液、体液、すべての分泌物（汗を除く）、排泄物、傷のある皮膚、粘膜は、感染の可能性のあるものとみなして対応する方法になります。患者さんと医療者双方に、感染の危険性を予防するための対策として標準的に用いられています。

実習中は、患者さんの清潔ケア、ストーマのパウチ交換や創処置の見学時、環境整備のときなどに必ず行いましょう。

①手指衛生

手指衛生（手洗い、手指消毒）は、感染予防をするうえで最も基本的な行為です。人から人、同一患者さんのある部位から他の部位へ病原体が伝搬するリスクを減らします。

手洗いは、肉眼的に汚染がある場合や一過性の細菌除去を目的に、普通石鹸と流水で洗浄します。特に指先、爪や指の間、親指の周囲、手首、手のシワの部分に汚れが残りやすいため入念に洗います。

手指消毒は、一過性の細菌除去と常在菌の減少を目的に、**速乾性擦式手指消毒薬**を用いて行います。速乾性擦式手指消毒薬は殺菌効果が高く、保湿剤が含有されている

ので手荒れ防止効果もあり、いつでもどこでも使用できる利便性があります。実習中は常時携帯し、こまめに手指消毒を行いましょう。

　手指衛生を行うタイミングは、患者さんに触れる前、清潔／滅菌操作の前、血液や体液に触れた後、患者さんの周辺物品に触れた後、患者さんに触れた後です。**交差感染***を防止するために、同一患者さんに別の処置を行う場合にも手指衛生を行います。また、グローブ装着前と除去後にも必ず手指衛生を行います。これはグローブに明らかな破損がなくてもピンホールがある場合や、グローブを除去するときに汚染面に接触して感染するリスクがあるためです。

②個人防護具（PPE：personal protective equipment）

　血液、体液、分泌物（汗を除く）、排泄物など感染源となりうるものに触れる場合は、自分自身と患者さん側の感染の危険性を減らすために**個人防護具（グローブ、サージカルマスク、アイプロテクション：ゴーグルまたはフェイスシールド、ガウン・エプロン）**を着用します。

　グローブは、病原体や汚染物質との接触時に手指の汚染を防止することが可能です。また医療者の手に付着している病原体が、患者さんに伝搬するリスクを減少させます。患者さんごとに交換し、同一患者さんに部位を変えてケアを行う場合にもその都度交換します。

　ガウン・エプロンは、血液や体液、分泌物の曝露から医療者の衣服や皮膚を守るために撥水性で非浸透性のものを着用します。処置や患者さんのケアの前に着用し、終了後は、汚染された表面に触れないように注意しながらその場で脱ぎ、手指衛生を行います。

　アイプロテクション、サージカルマスクは、血液、体液、分泌物の飛散やエアロゾルの曝露から医療者の粘膜を防護するために使用します。空気感染、飛沫感染のリスクがある場合は必ず着用します。汚染面には触れないように、また環境も汚染しないように留意して外し、外した後は感染性医療廃棄物容器に廃棄し、必ず手指衛生を行います。

　個人防護具の着脱は順番に注意して行います（図3）。

---

*交差感染：共有した物品や環境、医療従事者の手指などから病原体が伝播し感染することです（同一の患者さんにおいても、異なる部位への感染を防ぐ必要があります）。

図3 個人防護具着脱手順

◆個人防護具を付けるとき

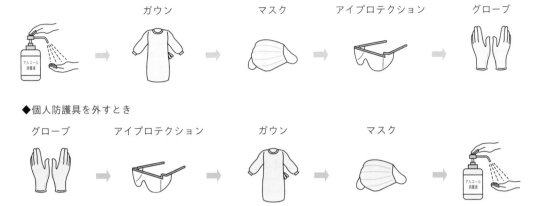

| | ガウン | マスク | アイプロテクション | グローブ |

◆個人防護具を外すとき

| グローブ | アイプロテクション | ガウン | マスク | |

表2 バイオハザードマークの色と感染性廃棄物の性状

色	感染性廃棄物の性状
赤色	液状または泥状のもの(血液、体液、ドレーン排液、病理組織など)
橙色	固形状のもの(血液や体液が付着したガーゼ、ドレーン類、ウロガード、グローブ、マスクなど)
黄色	針やメスなどの鋭利なもの(注射針、メス、ガラス)

環境省環境再生・資源循環局：廃棄物処理法に基づく感染性廃棄物処理マニュアル. p.21, 2022.

② 医療廃棄物の分別方法

　医療廃棄物は、廃棄物処理法に基づいて正しい方法で安全に処理する必要があり、一般廃棄物と産業廃棄物に分類され、このうち産業廃棄物は感染性廃棄物と非感染性廃棄物に分類されます。感染性廃棄物とは、人が感染するリスクがある病原体が付着しているもの、その恐れがあるものすべてが含まれ、容器に入れて密閉し、バイオハザードマークの貼付が推奨されています。感染性廃棄物の性状によって分別し、バイオハザードマークの色も分類されています(表2)[1]。廃棄物処理担当者が針刺し事故*を起こすことがないよう、正しく分別しましょう。

＊針刺し事故：使用済みの注射針や静脈留置針によって誤って針を刺してしまったり、血液などで汚染された鋭利な器材で外傷を受ける事故。これによって、血液感染のリスクが高まります。

2 特殊な場合の感染防止対策

① 感染経路別予防策について

　感染症を引き起こす病原体には多くの種類があり、さまざまな感染経路があります。感染経路別予防策は、感染性の強い病原体の伝搬を遮断するために、標準予防策に加えて行う感染対策になります。感染経路別対策の種類には、空気感染対策、飛沫感染対策、接触感染対策があります。

①空気感染対策

　空気感染は、病原体を含む飛沫核が長時間空中を漂って空気の流れで広範囲に拡散し、その飛沫核を吸入することで感染します。そのため空間の遮断が必要となり、特殊な空調と換気設備が必要になります。患者さんを**空気感染隔離室**に隔離し、室内は**陰圧管理**とし、入室する際は、**N95微粒子用マスク**を着用します。

　空気感染する代表的なものに、結核菌、麻疹ウイルス、水痘ウイルスなどがあります。

②飛沫感染対策

　飛沫感染は、咳、くしゃみ、会話や吸引処置などによって、病原体を含む飛沫が1メートル程度飛んで伝搬します。個室管理が望ましいですが、飛沫は空中を浮遊しないため、特殊な空調と換気は不要になります。したがって、個室管理が難しい場合はカーテンで障壁を作る、ベッドの間隔を1m以上保つことなどで対応します。

　飛沫感染する代表的なものに、インフルエンザ、レジオネラ、百日咳、風疹、ムンプス、アデノウイルス等があります。

③接触感染対策

　接触感染は、最も頻度の高い医療関連感染となります。感染経路には、**直接接触感染と間接接触感染**があります。直接接触感染は、感染者から直接病原体が伝搬し、間接接触感染は、病原体で汚染された器具や人の手、患者さんごとに交換されなかった

グローブなどを介して伝搬します。

　個室管理が望ましいですが、困難な場合にはカーテンなどで障壁を作る、ベッドの間隔を1m以上保つなどして対応します。接触感染を防止するためには汚染表面との接触を避ける、使用する医療器具は患者さん専用とする、複数の患者さんに使用しなければならない場合は、患者さんごとに洗浄あるいは消毒して使用します。

　接触感染する病原体には、MRSA、ノロウイルス、緑膿菌などがあります。

② ゾーニングについて

　集団感染が発生した場合などで個室が十分に確保できない場合に、ゾーニングを行って、汚染されている区域（汚染区域）と汚染されていない区域（清潔区域）を区別し、汚染区域に複数の感染者を隔離します。

　レッドゾーン、**イエローゾーン**、**グリーンゾーン**の3区域で区別しますが、イエローゾーンが設けられていない施設もあります。

　レッドゾーンは、ウイルスが存在する区域で患者さんが隔離生活を送っている場所です。イエローゾーンは、ウイルスが存在する可能性がある場所、グリーンゾーンは、ウイルスが存在しない清潔区域となり通常の医療を提供します。

　個人防護具（PPE）の着脱はイエローゾーンで行い、レッドゾーン内では、個人防護具（PPE）を常に着用します。

③ 隔離用の病室内の気圧：陰圧管理と陽圧管理

　隔離用の個室は、病室内の気圧をコントロールすることで患者さんの病状に合わせた病室環境に切り替えて使用できるようになっています。

　陰圧管理室は、室内気圧を室外より低くして、病原体で汚染している可能性のある空気を室外に逃さないようにして感染の拡大を防止します。同時に陰圧感染隔離室内に汚染物質が滞留しないように大量換気しています。室外への換気は高性能ヘパフィルターで病原体が室外に放散するのを防いで、綺麗にした空気を排出しています（図4）。

　一方、**陽圧管理室**は、抵抗力の弱い患者さん（白血病など）を入室させ、室内は周囲の汚染から守るために陽圧にします。

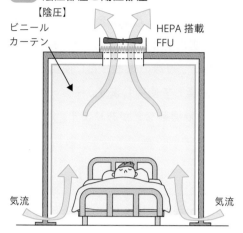

図4 陰圧部屋と陽圧部屋

【陰圧】
ビニール
カーテン
HEPA 搭載
FFU
気流
気流

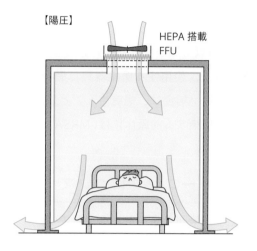

【陽圧】
HEPA 搭載
FFU

4 医療用テント

　医療用テントは、任意の場所で簡易的に設置することが可能で、感染症の流行時や災害現場などで使用されます。COVID-19 感染拡大時には、ドライブスルー型医療用テント（図5）や、医療用陰圧テント（陰圧設備の付いたエアーテント）（図6）が使用されました。

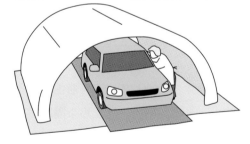

図5 ドライブスルー型医療用テント

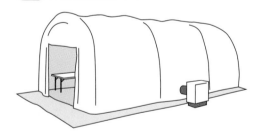

図6 医療用陰圧テント

引用文献
1）廃棄物処理法に基づく感染性廃棄物処理マニュアル．p.9-21，環境省環境再生・資源循環局，2022．

　看護師は患者さんの命を預かる責任ある職種です。治療や療養にまつわる重要な意思決定にも影響を及ぼす立場にあるため、患者さんや家族より優位に立つ一種の「権力」をもっているといえます。その権力を個人的な考えや感情で振りかざすことのないように、看護師には自分をしっかりと律するための倫理観が求められるのです。

　かつて戦争下では、敵の捕虜を人体実験に使うといった、およそ人道からかけ離れた行為が行われていました。また、人種差別による医療格差が当たり前のように存在していました。今、医療に携わる人間に倫理観が不可欠なものとする教育がなされているのには、これらの事実への反省と後悔があります。

　看護学生は国家資格を取得していないため、本来であれば看護行為は行えません。しかし、厚生労働省医政局看護課の「看護基礎教育における技術教育のあり方に関する検討会報告書」(2003)において、患者さんの同意を得て、「一定の条件」を満たせば違法行為にはならないとしています(表3)[1]。皆さんはまだ一人前ではありませんが、その道を目指す学生として特別の措置がとられていることを理解し、病棟の看護師と同じ心がまえで実習に臨むことが必要です。

表3　看護学生の臨地実習に係る保健師助産師看護師法の適用の考え方

○看護師等の資格を有しない学生の看護行為も、その目的・手段・方法が、社会通念から見て相当であり、看護師等が行う看護行為と同程度の安全性が確保される範囲内であれば、違法性はないと解することができる。
　すなわち、(1)患者・家族の同意のもとに実施されること、(2)看護教育としての正当な目的を有するものであること、(3)相当な手段、方法をもって行われることを条件にするならば、その違法性が阻却されると考えられる。
　ただし、(4)法益侵害性が当該目的から見て相対的に小さいこと(法益の権衡)、(5)当該目的から見て、そのような行為の必要性が高いこと(必要性)が認められなければならないが、正当な看護教育目的でなされたものであり、また、手段の相当性が確保されていれば、これらの要件は満たされるものと考えられる。

厚生労働省医政局看護課：看護基礎教育における技術教育のあり方に関する検討会報告書，2003.

1 倫理原則と看護者の倫理綱領

　では、具体的にどのようなことを守る必要があるのでしょうか。医療者全般の指標となるものに、医療倫理の4原則（「自律尊重」「善行」「無害」「正義」）があげられます。看護ではケアの対象を思いやるという視点が加わることで、5つの倫理原則（「善行と無害」「自律」「正義」「誠実」「忠誠」）が提唱されています。

　これらを踏まえ、日本看護協会は、具体的な行動指針として「看護職の倫理綱領」[2]第1条から第16条（表4）を定めています。日本看護協会のウェブサイトにも詳しい解説が掲載されていますので、ぜひ、検索してみてください。

　次に、学生の立場では、この「看護職の倫理綱領」を指針として、どのような実習態度が求められているのか具体的にみていきましょう。

　「看護職の倫理綱領」では、看護師の倫理的なふるまいとして「**看護実践に責任をもつ**」、「**協働者とよい関係を築く**」、「**患者さんの生命の尊厳と権利の尊重**」、「**患者さんを差別しない**」、「**個人情報に対する守秘義務**」といった内容が述べられています。[3]

表4 看護職の倫理綱領

1. 看護職は、人間の生命、人間としての尊厳及び権利を尊重する。
2. 看護職は、対象となる人々に平等に看護を提供する。
3. 看護職は、対象となる人々との間に信頼関係を築き、その信頼関係に基づいて看護を提供する。
4. 看護職は、人々の権利を尊重し、人々が自らの意向や価値観にそった選択ができるよう支援する。
5. 看護職は、対象となる人々の秘密を保持し、取得した個人情報は適正に取り扱う。
6. 看護職は、対象となる人々に不利益や危害が生じているときは、人々を保護し安全を確保する。
7. 看護職は、自己の責任と能力を的確に把握し、実施した看護について個人としての責任をもつ。
8. 看護職は、常に、故人の責任として継続学習による能力の開発・維持・向上に努める。
9. 看護職は、多職種で協働し、よりよい保健・医療・福祉を実現する。
10. 看護職は、より質の高い看護を行うために、自らの職務に関する行動基準を設定し、それに基づき行動する。
11. 看護職は、研究や実践を通して、専門的知識・技術の創造と開発に努め、看護学の発展に寄与する。
12. 看護職は、より質の高い看護を行うため、看護職自身のウェルビーイングの向上に努める。
13. 看護職は、常に品位を保持し、看護職に対する社会の人々の信頼を高めるよう努める。
14. 看護職は、人々の生命と健康を守るため、さまざまな問題について、社会正義の考え方をもって社会と責任を共有する。
15. 看護職は、専門職組織に所属し、看護の質を高めるための活動に参画し、よりよい社会づくりに貢献する。
16. 看護職は、様々な災害支援の担い手と協働し、災害によって影響を受けたすべての人々の生命、健康、生活をまもることに最善を尽くす。

公益社団法人日本看護協会編：看護職の倫理綱領. pp.2-9, 公益社団法人日本看護協会, 2021

❶ 看護実践に責任をもつ

　皆さんは看護学生として、教員や実習指導者の指導のもとで看護を実践します。これが、前述した「一定条件」です。ですから、実践には必ず許可が必要であることを忘れないでください。学生だけで実施してよいこと、教員や実習指導者と一緒に行う必要があること、実施してはいけないことなど、決められていることを守り、迷ったりした場合は必ず相談して許可を得るようにしましょう。どんなに患者さんのためになることだと確信していても、一人で実施してしまうことのないようにしてください。何か起きた場合には、一人では責任がとれないということを忘れないでください。

　例えば、「ネットで調べたらおすすめのリハビリ体操が紹介されていたから、プリントアウトして患者さんにわたす」、「ペットと暮らしたい、と言っていたから、ペットと一緒に入居できる高齢者施設を調べて案内をする」など、勝手に行動に移してしまうとルール違反です。理学療法士やMSWなどのほかの職種との協働や、患者さんの経済状態、家族の意向など、いろいろなことが関連していることを忘れてはいけません。必ず看護過程を踏まえ、その必要性を多角的にアセスメントしたうえで、指導者や教員の指導のもとで実施するようにしましょう。

　最大限の努力で実習の成果を上げる義務があることを忘れないでください。

❷ 協働者とよい関係を築く

　実習では多くの人とコミュニケーションをとる必要があります。実習指導者、教員だけでなく、病棟の看護師長や看護師、グループの仲間、看護職以外の職種とも言葉を交わす機会があります。カンファレンスを見学する、リハビリテーションや検査に同行することもあるでしょう。医師や薬剤師、管理栄養士といった職種から直接話を聞く機会もあるかもしれません。挨拶や言葉遣いなどの礼儀はもちろん、自分のために貴重な時間を割いてくださっているということに感謝し、謙虚な気持ちを忘れないようにしましょう。

　注意を受けると、自分の人格を否定された気持ちになってしまう人がいますが、注意されているのは「行い」であって、けっして、「存在」を否定されているわけではありません。注意を受けてこころが揺れたら、まず**深呼吸**。もう一人の自分が空から見ているような視点を意識して、客観的に話を聞きましょう。そうすることで、不快な感情がそのまま表情や態度に出るのを防ぐことができます。ムッとした態度や反抗的な物言

いは誤解を生み、よい関係づくりの妨げとなることを忘れないようにしましょう。納得できないことは、意見として、**アサーティブ**(p.229参照)に相談しましょう。仲間とのカンファレンスはアサーティブに表現することを訓練する場でもあります。意識して積極的に取り組みましょう。

③ 患者さんの生命の尊厳と権利の尊重

患者さんは自分が役に立つのならと、学生の実習を引き受けてくださっています。まずは、同意書の内容を自分がしっかりと理解し、説明すること、そして、承諾をいただいたなら、その気持ちにしっかり応えることです。常に、誠実に実習に取り組む姿勢を忘れないようにしましょう。**遅刻や欠席をしないこと**、**提出物の期限を守ること**なども、患者さんとの直接のかかわりではありませんが、実習への態度という点で間接的に患者さんを尊重することにつながります。そのうえで、看護過程を踏みながら、看護実践につなげていきましょう。

患者さんは、「病」（疾病）の治療を受けている「患者」であると同時に、「病い」（病気と共に生きている）の状態にある「一人の人」、人生の先輩です。疾病や治療の理解はもちろんですが、どのような人なのか、どのような価値観をもっているのかという関心をもち、コミュニケーションをとることを忘れないようにしましょう。一人の患者さんに時間をかけて向き合える学生だからこそ、気づくことがあるのではないでしょうか。

病態によっては、安全のために拘束を受けている患者さんを受けもつことがあるかもしれません。身体拘束は人権を損なう行為ですので、本来は行われるべきことではありませんが、誰もそばにいない状況では、患者さんの安全が守れないことから、やむを得ずの処置として実施されています。病棟の看護師は、同時に複数の患者さんを受けもつため、一人の患者さんに長時間付き添うことは難しいからです。そこで、学生の出番です。このような患者さんや長時間臥床している患者さんの受けもちになった場合は、拘束具をはずす時間を作ること、体調に問題がなければ、離床時間を長くしていくことなどを検討し、計画しましょう。

④ 患者さんを差別しない

看護師はどのような患者さんにでも、平等に看護を提供することが求められています。学生も、受けもった患者さんが自分の苦手なタイプの人だったとしても、誠実に

実習を進めていきます。ほかの学生の受けもち患者さんや、これまでに受けもった患者さんと一方的な良し悪しで比較することのないようにしましょう。

　ほかの学生の受けもち患者さんと比較してしまうと、落ち込むことがあります。「A学生の受けもち患者さんは自立していて、よくお話をしてくれて、学生の援助に『ありがとう』と笑顔で感謝してくれる」、「自分の患者さんは意識レベルが低く、あまり反応がない」などと考えてしまい、つい「A学生はいいなあ」と思ってしまうことがあるかもしれません。それは素直な感情かもしれませんが、態度に出てしまったり、実習に対する熱意が低下してしまうとしたら問題です。

⑤　個人情報に対する守秘義務

　繰り返しますが、学生は特別な措置として、受けもち患者さんの個人情報に触れることを許可されています。個人情報は「**個人情報保護法**」によって守られており、データの取り扱いに対して、「**なくさない、漏らさない**」、「**勝手に使わない**」、「**勝手に人にわたさない**」、「**誠実に対応する**」などのルールが提示されています。実習の場において、これらのルールに違反する行為としては、下記のような例があげられます。

・実習以外の時間、場所で、学生同士がカルテの内容や患者さん自身の発言、カンファレンスで話し合われる内容などの個人情報について会話をする。
・家族や友人などに伝える。SNSで発信する。
・記録物や実習の写真を撮影する。それをSNSで発信する。
・記録物を置き忘れる。紛失する。
・置き忘れ、紛失に気づいても教員へ連絡しない。
・受けもち患者さん以外の患者さんの電子カルテを開く。
・席を離れるときに電子カルテをログオフしない。

　日常生活では、データのやり取りをSNSで行うことが普通になっているからこそ、教育機関や実習先の医療機関が定めるルールを守り、知り得た個人情報は細心の注意を払って扱い、責任ある行動を心がけましょう。

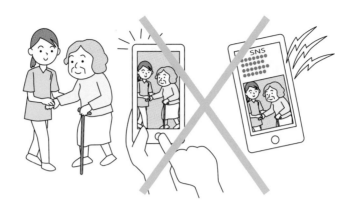

Column 身体拘束ゼロの時代

　わが国では、2000年4月に高齢者の自立を支援することを目的とした介護保険制度が誕生しました。これを機に、医療や介護の現場では、「身体拘束ゼロ作戦」と題して、さまざまな取り組みが行われ始めました。それまで、安全を守るための援助技術の一つとしてとらえられていた身体拘束を、身体的にも精神的にも苦痛を与える弊害の多い行為であることを医療者や介護者自身が自覚し、本当に必要なのかを問い直す必要性が叫ばれたのです。

　身体拘束は、本来、人としての尊厳をないがしろにする、してはいけない行為ですが、緊急時ややむを得ない場合（下記の3要素のすべてを満たす状態）には、必要最低限の拘束をすることが例外として認められています[4]。実習で受けもつ患者さんに身体拘束がなされている場合、それはやむを得ない処置であり、けっして推奨されるものではないことを忘れないようにしましょう。

①切迫性：患者やほかの患者の生命や身体に危険が及ぶ可能性が高い場合

②非代替性：身体拘束以外に代替する方法がない場合

③一時性：一時的なものである場合

引用文献

1) 厚生労働省：看護基礎教育における技術教育のあり方に関する検討会報告書：
https://www.mhlw.go.jp/shingi/2003/03/s0317-4.html（2022年12月26日閲覧）

2) 日本看護協会：看護職の倫理綱領：
https://www.nurse.or.jp/home/publication/pdf/rinri/code_of_ethics.pdf（2022年12月26日閲覧）

3) 永田明, 石川ふみよ監修：看護がみえる vol.4 看護過程の展開（第1版）. p.7, メディックメディア, 2021.

4) 厚生労働省「身体拘束ゼロ作戦推進会議」：身体拘束ゼロの手引き〜高齢者ケアに関わるすべての人に. p.4, p.22, 厚生労働省, 2001

1 健康管理

　「実り多き」とは、植物がたくさんの実を結ぶように、「努力してたくさんのよい結果を得ること」という意味です。ここでは、「得るものが多く、大きな成果が出る」、そのような実習にするためのポイントについて考えます。ですが、できるだけ省エネで要領よく物事を処理するための方策ではありません。千里の道も一歩から、実習も例外ではありません。

　健康管理は本当に大切なことです。人の健康を管理するなら、まずは自分から。セルフケアは看護師の仕事ともいわれます。看護師は患者さんにとっての環境の一つだからです。学生も同様です。ナイチンゲールは患者さんの環境を整えることの大切さについて説きました。学生が自分の健康を管理し、心身ともに安定した状態で受けもち患者さんの前に立つことは、環境整備といってもよいかもしれません。

　とはいえ、どんなに気を付けていても、体調を崩すことはあります。感染対策の厳しい昨今では、実習の欠席を余儀なくされることもあるでしょう。また、長期にわたる実習で緊張状態が続くことによって、精神的なつらさや、涙が止まらない、眠れない、といった症状を覚えることもあります。そのようなときに、「患者さんに悪いから」、「仲間に迷惑がかかるから」、「休むのは悔しいから」といった私的な感情で事実を隠してしまうことのないように気を付けましょう。自分が非難されることへの恐怖心が優先され、ルールを無視しては、実り多き実習にはなり得ません。無理せずに、早めに教員に相談しましょう。

　実習中は感染について充分注意する必要があります。実習中の感染予防対策として、実習施設に**免疫獲得状況**を報告しなければなりません[1]（表5）。自己の抗体価検査結果が基準値に達しているかどうかを把握しましょう。また、予防接種を受けても基準値に達していない場合は教員に相談しましょう。自分の健康は自分で守るのが基本です。

表5　実習要件としての抗体価とワクチン接種状況

①4種抗体検査—麻疹、風疹、流行性耳下腺炎、水痘
②B型肝炎抗体検査

2 実習前にしておきたいこと

1 実習をイメージする

　自分が実習期間中、病院でどのように過ごすのか、行動計画を発表しているところ、患者さんの身体を拭いているところ、患者さんと話しているところ、電子カルテで情報を収集しているところ、仲間とカンファレンスをしているところなど、一日の流れをイメージしてみましょう。「行ったことのない病棟なのに、どのような患者さんを受けもつのかわからないのにできない」、と思うかもしれませんが、今までに臨地実習を経験していれば、その実習で訪れた病棟や受けもった患者さんを思い出して、今の自分ならどのような看護をするだろうか、という視点でよいので想像してみてください。まだ、臨地実習を経験していない人は、入院した、お見舞いに行った、医療ドラマや映画で観たなどでよいので、自分が知っている医療現場の様子を思い浮かべ、そこで自分が動いている姿を思い描いてみましょう。

2 事前学習をする

　実習先の病棟がわかったら、どのような診療科の患者さんを受けもつのかがわかります。そうしたら、実習施設の公式ホームページなどでその診療科で多く治療している疾患を調べましょう。担当の教員から実習の事前課題が出されることがありますが、今までの学習を振り返って、それらの疾患に必要な解剖生理、病態生理、検査、治療、薬剤、ケア等について学習しておきましょう。ノートに整理することをおすすめします。確認しないでわかったつもりになることはとても怖いことです。実習が始まると、調べていなかった疾病の患者さんを受けもつ場合があります。知らないことが出てきたら、すぐに調べてノートに書き加えましょう。また、ほかの学生の学びを共有したら、それも聞き流さずにキャッチして加えます。これらの学びの蓄積はほかの領域の実習でも活用できますし、国家試験対策にもつながります。

　そうしたら、再びイメージトレーニングです。麻痺がある患者さん、抗がん薬治療で骨髄抑制のある患者さん、ステロイドの内服で易感染状態の患者さん、抗凝固薬の内服で易出血状態の患者さんなど、受けもつことが予測される患者さんを想定して、ケアをしているところをイメージしてみましょう。頭のなかの自分はどのようなことに注意して、どのような手順で行っていますか。どのような声かけをしているでしょうか。看護技術を教科書や映像で復習するだけでなく、実際に自分がやっているところを頭のなかで描くと、理解できていないこと、迷っていることがわかります。イメージトレーニングに慣れてきたら、あなたの声かけに患者さんがどのように反応するかを想定しながら行ってみましょう。さらに、実習のオリエンテーションを受けたら、その情報を加えて、より具体的に、鮮明にイメージしてみましょう。

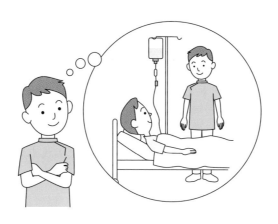

③ 実習中にしておきたいこと

① 実習の予定を立てる

　記録の種類や記載方法は教育機関によって決められています。多くが看護過程に則って実習を進めることになると思いますが、実習期間のスケジュールがわかったら、どのような手順で何をどこまで行うのか、自分が行っている様子を思い浮かべておきます。

　日々の行動計画や看護計画を記載する場合は、シナリオを作るようなつもりで、できるだけ具体的に援助の内容を書き出します。実習前からイメージトレーニングをしておくと、患者さんに会った後に、より一層具体的に描くことができます。この患者さんならこんなことを言うのではないかと想定して、話しかける言葉なども工夫してみましょう。実際に文字にすることで、患者さんの個別性に合わせた効果的な言葉の選び方など、気づかなかったことに気づくことができます。

② 一人の人としての患者さんに関心をもつ

　カルテ上の知識はあっても、受けもち患者さんに直接会うのは初めてです。病態や治療についての知識があっても、「目の前の患者さんについては何も知らない」、だから、「どのような人なのだろうか」と、関心をもって患者さんと接しましょう。わずかな情報で、"知った"気にならないことが大事です。「**無知の知**」という言葉があります。「知らないということを知っていること」は大切なことです。

③ 実践前にイメージトレーニングをする

　全身清拭、口腔ケア、嚥下訓練、退院指導、一緒に折り紙を折るなど、実習中にはいろいろな計画を立てると思いますが、計画した看護を実践する前に、それぞれの流れを繰り返し確認し、頭のなかでシミュレーションしてみます。今までに習得してきた看護技術は、教科書や映像で手順を見返すだけでなく、自分が行っているところを頭

のなかに描いて、文字ではなく映像で覚えておくことです。俳優がセリフや立ち居振る舞いを暗記して本番に臨むように、学生も患者さんに実践する本番では、流れをしっかりと頭のなかに入れておきましょう。

　ダンサーも振り付けを覚えるときには写真のようにビジュアルで覚え、頭のなかで完璧に踊れるようにすると言います。日頃からこうしてイメージトレーニングをしておくと、ケアの流れを頭に入れるのがスムースにできるようになります。さらに、事前に仲間と予行演習をして確認ができるとなおよいでしょう。実際に身体を動かすことで気づくことも多いですし、仲間からのアドバイスにより修正することができ、自信につながります。きっと本番は落ち着いてできるでしょう。余裕ができたぶん、患者さんの表情や言葉、体調などにしっかりと目を配ることができます。

④　悩みごとをスルーしない

　実習はとても緊張するものです。緊張するのが当然ですから、準備していたのにうまくいかないことは多々あります。どうしてうまくいかないのか、疑問が生まれるのは、教科書通りにいかない患者さんの個別性に気づいた証拠。成長のチャンスでもありますから、「まあ、いいや」と流さず、逃げないでしっかり向き合うことが重要です。

　まず、自分で考えてみて、実習指導者や教員へ自分の考えを話して相談してみましょう。そして、ぜひ、カンファレンスの場でディスカッションし、仲間とも分かち合いましょう。あなたの悩みが仲間の成長にもつながります。

⑤　ディスカッション力をつける

　実習中には、学生が主体となってカンファレンスを開催します。司会や書記、タイムキーパーを決め、運営にも責任をもちます。カンファレンスを有効に活用することで、実習が有意義なものになり、実り多き実習につながります。どのように運営すると有意義なディスカッションができるのか、グループメンバーで共有し、協力し合うことが大切です。

　学生カンファレンスで陥りがちな例として、一人ひとりがテーマに沿って受けもち患者さんのことを話し、それに対して一問一答のような質疑応答があり、最後に実習指導者や教員がコメントを述べる、というものがあります。それでは、報告会のようになってしまい、話し合いが深まりません。その要因として、カンファレンスの進め方がよ

くわかっていないこと、テーマが漠然としていることなどがあげられます。テーマは、「受けもっている患者さんの病態や治療について」、「患者さんに行っているケアについて」といった漠然としたものではなく、もっと明確にしましょう。例えば、先ほどお話ししたように、つまずいて悩んでいるときには、その事例を提供し、仲間と気持ちを共有し、どのように考えたらよいのか、どのようにかかわったらよいのかなど、一緒にディスカッションするのはどうでしょうか。仲間の事例を自分のことのように考え、追体験することで、実習における学びは広がっていきます。

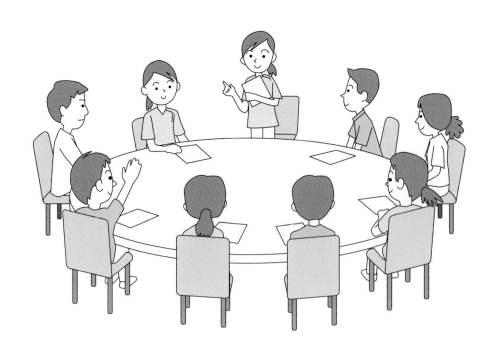

4 実習後にしておきたいこと

　実習が無事終了したら、振り返ってその成果をまとめましょう。実習中、どのようなエピソードがあったのか、そこから学んだことは何だったのか。特に提出を求められていない場合でも、自分なりに書いてみてください。実習前の目的や目標の達成度だけでなく、この実習で自分が何を感じたのか、自分に向き合い、内省することも大切です。そうすることによって、自分を客観的に知ることができます。「ああ、こういう状況になると、こんなふうに思いやすいな」と自分の傾向にも気づきやすくなります。

　成人看護学領域以外の実習も含め、これらを繰り返し、数多く実践できたら、充実した実習につながることと思います。自分が意図した看護をイメージどおりに実践できたとき、自分が実践した看護によって患者さんの苦痛が和らぎQOLが上がったとき、ディスカッションによって悩みに意味付けがなされたとき、それらはあなたにとって大きな喜びとなることでしょう。

引用文献
1）大学における看護系人材養成の在り方に関する検討会：看護学実習ガイドライン, pp.7-8, 2020.

第2部

成人看護学実習を
克服しよう！Q&A

Q.1 事前にどのような学習が必要ですか？

A. 実習施設の機能やしくみ、そこで働く職種とその役割、成人期にある人に よくみられる疾患や健康問題(課題)などについて、事前学習しておきま しょう。

実習施設によって機能やしくみが異なります。病院機能には、急性期病院(病棟)、 回復期リハビリテーション病院(病棟)、慢性期の療養型病院(病棟)などがあります。ま た、小児や精神などの専門病院(病棟)などもあります。実習予定の病院の機能につい ては、インターネットや病院案内などのパンフレット等で事前に調べておきます。

よくみられる疾患や病態生理、治療や検査・処置、看護などは、テキストや文献な どで調べ、ノートに整理しておきましょう。検査データの読み方やよく用いられる薬剤 情報などはポケットサイズのものに整理すると、必要なときにすぐに調べられてとて も便利です。他には、多職種による専門チームの種類と活動内容、クリニカルパスな どについても事前に情報収集しておくと、看護計画を立案する際に役立ちます。

実習中に受けもつ患者さんは通常1名ですが、2名受けもつことがあります。教育機 関のカリキュラムによって異なりますが、実習期間は2〜3週間です。病院で実習す る場合、在院日数の短縮化により入院期間が短くなっていることから、同じ患者さん を実習最終日まで受けもつことができる看護学生はそれほど多くはいません。実習の 途中で退院する場合があり、結果的に2名の患者さんを受けもつことになることがあり ます。こうしたことを念頭において実習に臨んでください。

成人期の特徴を理解しておこう

成人期の発達段階・発達課題を考える際、成人期はライフサイクルにおいて長い期 間にわたるので、健康障害や心理社会的な問題に直面している患者さんが多くなる傾 向にあります。成人期によくみられる疾患や特徴的な健康問題(課題)、基本的な看護 アプローチ、成人看護学に有用な看護理論について復習して実習に臨みましょう。

専門基礎・基礎看護学で学んだことを再学習しよう

1年次、2年次に学習した解剖学、生理学、病態学、看護学について復習しておきま

しょう。受けもち患者さんの疾患を理解するには、まず病気に冒されている臓器の正常な働きについて理解することが大切です。正常な働きが障害されることによりさまざまな症状や苦痛等が出現し、さらに日常生活に影響を及ぼします。完治することがない慢性疾患では、患者さんの病気が現在どの段階にあるのかを理解する手がかりとして基礎的な知識は重要です。

入院中の患者さんは、薬物療法を受けていることが一般的です。なかでも、慢性疾患の患者さんは、複数の内服薬を長期にわたって服用していることが多いので薬理学の知識が必要となります。医薬品の進歩は日進月歩なので最新の医薬品が使われていることもあります。一方で、**ジェネリック医薬品**が用いられている場合もあります。受けもち患者さんが内服している薬剤については、その都度専門書などで調べて、確実な知識をもつようにしてください。

看護技術を反復練習し身につけておこう

成人看護学実習で求められる看護技術については、事前に学内で確認しておきましょう。特に血圧の測定や呼吸音の聴取などの基本的な観察技術は事前の演習等で**反復練習**して確実に身につけておく必要があります。基本的な観察技術が身についていないと、患者さんのニーズを把握できず、結果的に患者さんに迷惑をかけてしまうことになります。

看護技術を習得するために、患者さんの状況を想定してなるべく具体的な場面を想像してみましょう。観察技術に加え、清潔ケアや排泄援助、移動時の援助など、必要と思われる援助技術についても習得しておきましょう。そうすることで患者さんの状況に合わせた看護技術を工夫することができます。

積み上げ式でコツコツと学習する習慣を身につけよう

看護学の学習は、基礎、専門基礎、専門へと段階的に進んでいく積み上げ式です。それぞれの科目で学んだ知識や技術は、受けもつ患者さんの理解を深めたり、個々の患者さんに合った看護を考え実践する際に必要です。自身が修得した知識や技術の幅や深さが患者さんの看護の質に影響します。

日々の学習で知識や技術を自分のものにしていくこと、さらに実習での貴重な経験を振り返ることで自身の看護の幅を広げていくことにつながります。毎日コツコツと学習する習慣はとても大切です。

Q.2 受けもち患者さんはどのように決めたらよいですか？

A. 実習の目的・目標の達成にむけて患者さんを選択しましょう。また、これまでの学習状況や実習経験などを考えて、グループ内の話し合いで決めるようにしましょう。

教員や指導者が受けもち患者さんを選定するときの基準は？

　患者さんの選定の基準は実習目的・目標になります。

　実習に先立って教員と実習施設の実習指導者との打ち合せが行われます。その際に、教員は、実習目的、目標を達成できるような患者さんの選定を実習指導者に依頼します。患者選定にあたっては実習の進行状況に合わせ、言語的・非言語的コミュニケーションの可否、意識レベルの程度、疾患の進行や病態、合併症の有無など、患者さんの状態や状況、難易度について検討されます。実習後半では患者さんの状態や状況などの難易度が高い患者さんが選定されることが多いです。

　なお、最も重要なのは、看護学生に受けもたせていただくことを患者さんが承諾されたかどうかです。最初に実習指導者が患者さんに説明し承諾を得ます。患者さんの承諾が得られたら、患者さんの情報が教員を通して看護学生に提供されます。

　学生は、まずは実習の目的・目標を理解することです。そのうえで選定された患者さんの中から一人の患者さんを選ぶということになります。

　実習が進むにつれて、意思疎通が難しい患者さんや心身の状態が不安定な患者さんを受けもつことがあります。看護学生は、情報収集がうまくいかずに困ったり悩んだり、あるいはコミュニケーションがとれずに患者さんに振り回されている気持ちになることがあります。それでも、コミュニケーションやケアを通して「患者さんをもっと知りたい」という気持ちでかかわることで、何らかのサインを受け取る経験ができ、多くのことを学ぶことができます。一人の受けもち患者さんとじっくりかかわることができるのは学生時代の特権です。学生時代だからこそ学べる貴重な体験となるはずです。

受けもち患者さんは話し合いで決めましょう

　受けもち患者さんをグループ内で決めるときは、グループメンバー同士の話し合いで決めるようにしましょう。安易にじゃんけんやくじなどで決めないようにしてください。グループのメンバーは、一人ひとり実習で学びたいこと、達成したいことなど課題をもって実習に臨んでいます。お互いに課題を出しあい、話し合いで決めていくことが大切です。領域実習が初めての実習であれば基礎看護学実習で受けもったことがない患者さんを選択するとよいです。同じ疾患の患者さんであったとしても、年齢、性別、社会的背景、病気の経過などは、患者さんによってさまざまです。患者さん個々にあった看護を深めていけるチャンスです。

　受けもち患者さんを決める際に参考となる情報として、患者さんの疾患、治療、検査、処置等に加え、安静度や日常生活動作ADL、活動状況、社会的背景などがあげられます。これまでの受けもち患者さんの状況や学生自身の学習状況などを考えて、受けもち患者さんを決定しましょう。教員と実習指導者は、学生が受けもち患者さんを通して目標達成に向けて行動することを期待しています。

　学生時代に受けもてる患者さんの人数は限られています。同じグループの看護学生がどのような疾患でどのような検査や治療を受けるのか、どのような家族背景で、どのような社会的役割があるのか、心理的状況はどうか、どのような看護が必要なのかなど多くのことが学習できる絶好の機会です。グループメンバーとの関係をよくし、お互いに刺激し合い、学び合う仲間として学習を深めていきましょう。

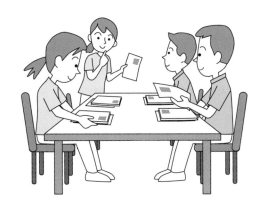

Q.3 実習グループのリーダー・サブリーダーはどのように決めたらよいですか？

A. 看護業務はチームで行います。一人ひとりのリーダーシップ、メンバーシップの発揮が大切です。チームにおけるリーダー、メンバーの役割は看護学生全員が体験できるようにしましょう。

リーダー・サブリーダーの体験学習の意味

チームで行う看護業務において、一人ひとりの看護師がリーダー、メンバーの役割を理解し、リーダーシップ、メンバーシップを発揮することが求められています。リーダー、メンバーの役割を体験的に学習し、自分自身のリーダーシップ、メンバーシップのあり方について振り返る機会をもち、学生時代からリーダーシップ、メンバーシップを身につけていくことはとても大切なことです。そのために、実習では必ず一度はグループのリーダーやサブリーダーの役割を体験するようにしてください。役割体験を通して、グループメンバーの思いや考えを理解し、メンバーの役割についても理解できるようになります。また、グループで取り組む問題解決やメンバー間での合意形成などを体験し、建設的なグループディスカションができるスキルを身につけていきましょう。

カンファレンスの司会や書記などは、リーダーやサブリーダーに任せることなくグループメンバーも積極的に参加しください。

全員が体験できる決め方を話し合おう

リーダー、サブリーダーの決め方は、順番を決めておくのもよいでしょう。同じ人に偏らないようにします。また、苦手なことを話し合うときは、グループメンバーの力を借りるようにしましょう。リーダーは一人で抱え込まず、グループメンバーの力をかりて互いに助け合うことが大切です。リーダー、サブリーダーにはグループをまとめていくという責任があります。グループの状況によっては、緊張やストレスが伴うかもしれませんが、互いに協力し合いながら乗り越えていくことで学び多い体験となります。リーダー、サブリーダーを全員が体験できるようにしましょう。

実習グループメンバーは互いが成長できる存在

　実習グループのメンバーとの関係性を構築していくためには、グループメンバー全員の努力が必要です。互いに助け合う仲間としての関係が深まっているでしょうか。また、メンバーとうまくいかず、気まずい関係になっていないでしょうか。伝えたいことがあってもちゃんと伝えていないということはないでしょうか。実習グループのメンバーは、いくつもの実習を乗りこえていくためにとても大切な存在です。気まずいままでは実習の学びに影響します。

　相手としっかり向き合い、話し合い、意見を交換し合う時間を大切にしましょう。相手の考えや思い、自分の考えや思いを大切にして整理していくことで、互いを理解し合えるのではないでしょうか。グループメンバーで互いの経験を共有し、互いに協力し、助け合い、**学びあう存在**であることを再認識しましょう。グループ内の関係性の構築には、メンバー間の相互作用が影響しています。グループで知識や情報を共有したり、受けもち患者さんの看護で工夫したり努力したこと、患者さんの思いに共感したことなど、肯定感を抱ける経験を積んでいくことができるのがグループメンバーです。**互いに成長できる存在**といえます。同じグループで学ぶことになった縁を大切にしましょう。

　グループメンバーのなかには、自分と意見が合わない人がいるかもしれません。看護師として働くようになると、看護チームのなかには自分と気が合う人ばかりではなく、むしろ自分とは異なる考えや意見をもっている人たちと一緒に仕事をすることが多いです。むりに仲良くなろうとしたり、考えや意見を合わせようとしたりする必要はありませんが、患者さんによりよい看護を提供していくことを中心において、チームワークをよくしていくための努力は大切なことです。

　学生時代の実習グループメンバーとの交流により、互いの絆が深まります。グループメンバーは、かけがえのない存在であり、自身の成長に欠かせません。筆者も学生時代のグループメンバーと今でも交流があります。同じメンバーで乗り越えた実習は懐かしい思い出です。

Q.4 欠席、遅刻の連絡はどのようにしたらよいですか？

A. 欠席や遅刻する場合は、事前に決められた連絡方法で教員や実習施設に早めに報告しましょう。やむを得ない状況での欠席、遅刻に備えて、事前に担当教員や実習施設の連絡先・連絡方法を確認しておきましょう。

速やかな連絡・報告を

実習期間中の欠席や遅刻の理由は、さまざまなことが考えられます。学生自身の体調不良や感染症などの罹患などがあります。数日前から症状があり徐々に悪化した、昨夜から具合が悪かったなど症状や経緯は多様です。また、通学途中の事故や自然災害などによる公共交通機関の遅延等で遅刻が予測される場合があります。

やむを得ず実習を欠席・遅刻する場合は、速やかな連絡、報告が重要です。感染症やその疑いがある場合は、患者さんへの感染リスクが伴うので速やかな対応が必要になります。また、体調不良の場合は、実習に集中できず、結果的に患者さんに悪影響を及ぼすことがあります。さらに、欠席や遅刻により患者さんへのケアなど業務の調整が必要になる場合もあります。実習では看護チームの一人としての責任ある行動が求められます。

欠席、遅刻のときの連絡方法

実習を欠席する際の連絡・報告の方法については、実習施設で事前に取り決められています。必ず事前に確認し、教員や実習指導者の指示に従いましょう。

連絡・報告は、簡潔にわかりやすくが基本です。Q23、24についても参照してください。何事も日頃からイメージトレーニングが大切です。電話やメールでの連絡・報告する際の基本的なマナーの例を表1、表2に示しています。参考にしてください。

体調不良にもかかわらず、実習を休みたくないという思いが強く、無理をして実習を続けてしまう看護学生がときに見受けられます。結果的に患者さんに迷惑をかけてしまうことになりかねません。感染症に罹患している場合、あるいはその可能性がある場合は、実習施設内での感染拡大のリスクを考えた対応になります。実習開始前から自身の体調管理に気をつけることが大切です。感染症の可能性がある場合は、患者さ

んに感染させないことを第一に考えて行動しましょう。

　体調が悪いと思ったら体温を測定して欠席かどうかを判断してください。自分で判断ができないときは、担当教員に相談しましょう。冬場であれば、インフルエンザウイルスの感染も考えられますので、可能な範囲で予防接種をして実習に臨むようにしてください。

実習施設に到着したあとの報告

　実習施設に到着したら、まず到着したこと、遅刻した時間と遅刻の理由、自身の状態などについて、教員と実習指導者に速やかに報告しましょう。報告後に行動計画、援助計画についての調整を教員と実習指導者とともに行います。その後、患者さんにお詫びと説明を行ってから援助計画に沿って実習を行いましょう。

表1　実習施設に電話で連絡する場合

①実習施設の代表の電話番号に連絡する(施設側の電話担当者がでる)
②学生の所属の教育機関名、学生氏名(フルネーム)を名乗る
③当該施設の〇〇病棟で実習中の学生であることを告げる
④連絡をとりたい相手(所属・役割・氏名)と連絡をとりたい理由を伝える

表2　担当教員宛、もしくは実習指導者宛にメールで連絡する場合

メールで連絡をとる際のマナーを守りましょう。メールの書き方の一般的な例です。
①タイトル(件名)を必ず記載する
②宛名　：〇〇先生　もしくは、〇〇病院　〇〇病棟実習指導者　〇〇〇〇様
③本文の冒頭でまず名乗る
④本文は簡潔に記載する
⑤末尾に「締め」の挨拶をいれる　：例「よろしくお願いいたします」
⑥送信元の自身の所属と名前(フルネーム)

Q.5 実習前に何を準備したらよいですか？

A. 実習のオリエンテーションで配布される実習要項（共通編・領域編）や資料は必ず確認しましょう。実習目標や評価の方法、事前学習内容や実習中の心がまえなど大切な情報が記載されています。実りある実習になるよう事前準備を心がけましょう。

実習要項の内容を確認する

実習要項には、実習目的・目標、実習評価、実習単位の認定、実習上の留意事項、個人情報保護、感染予防対策、事故発生時の対応、災害対策など多くの重要な事項が記載されています。成人看護学実習（急性期看護学、慢性期看護学それぞれの）の目標を達成するための基本的な内容です。確実に理解し事前学習につなげてください。事前学習の内容や方法については、Q1を参照してください。

接遇マナーの基本が身についているかを確認する

初めて対面する人とよい関係をつくるには、第一印象がとても大切です。特に不安や苦痛のある患者さんに接するときに与える学生の印象は、その後の関係成立に影響を及ぼしかねません。第一印象をよくするには、どうしたらよいでしょうか。それは、挨拶や表情、身だしなみ、言葉遣いなどの**基本的な接遇マナー**です。日ごろの接遇マナーはいかがでしょうか。詳細はQ6、Q13を参照してマナーの基本が身についているかをまず点検しましょう。

- ☐ 言葉遣い：敬語や丁寧語が身についている
- ☐ 爪や手：爪の長さが丁度よい、手や指の先端の皮膚のかさつきや傷がない
- ☐ 髪型や髪の色：実習までには髪型や髪の色が整えられる
- ☐ 実習着：洗濯してアイロンをかけ、清潔でしわがない
- ☐ 挨拶と表情：日頃から挨拶ができている、鏡の前で笑顔の練習ができている

病院内では医療者や看護学生ともども、マスクやアイシールド、フェイスシールドを装着していますので、表情や声が患者さんに届きにくい環境です。実習前の学内演習

において、マスクやシールドを装着したままの状況でどのようにかかわるとよいのか、患者役、看護師役を通して検討し、その体験を実習に活かしましょう。

電子カルテによる効果的な情報収集のための準備

実習初日から患者さんの情報収集を始めます。電子カルテを導入している施設が多く、紙カルテに比べると情報が一元化されており、より多くの情報収集ができる利点があります。反面、情報量が多いため、電子カルテになれていない学生にとっては電子カルテを前にして戸惑ってしまうかもしれません。より効果的に情報収集ができるように、あらかじめ情報収集の項目と手段、方法について準備しておきましょう。

また、電子カルテを使用するにあたって厳守すべき事項があります。実習前に必ず確認し、行動できるようにしておきましょう。

実習施設から学生個々に電子カルテのIDとパスワードが発行されます。発行を受けて初めて学生は受けもち患者さんの電子カルテの閲覧を許可され、情報収集ができるようになります。ID、パスワードは厳重に管理し、紛失しないように気をつけてください。

電子カルテから患者さんの情報を収集するときは、事前に収集したい内容について整理しておきます。電子カルテには医師、看護師、薬剤師、リハビリスタッフ、管理栄養士、MSWなど、多様な医療職者が記載した情報が詰まっています。入院までの経過、既往歴、検査データ、薬剤情報、家族背景、アレルギーなどの基本情報や、治療方針、看護方針、看護計画などです。実習中は限られた時間で電子カルテを検索することになりますので、あらかじめ収集したい情報については整理しておきましょう。

ここで注意しておきたいのは、電子カルテからの情報収集だけに頼ってはいけないということです。電子カルテからの情報収集だけでは患者さんの全体像は見えてきません。直接患者さんとコミュニケーションをとったり、バイタルサインの測定や症状・状態の観察など、フィジカルアセスメントの技術を用いて収集することが大切です。また、看護ケアを通して患者さんのことを把握できることは多いです。まずは、事前準備で情報項目の整理と、収集するための手段・方法について整理しておきましょう。電子カルテ以外の情報収集には、患者さんを直接観察する、患者さんに話をきく、担当の医師や看護師に質問する、家族と会話する、リハビリテーション中の患者さんに付き添う、専門チームの活動を見学するなど、多様な手段、方法があります。

個人情報保護に関する留意事項を確認し守秘義務に備える

　保健師助産師看護師法（保助看法）第42条第2項では、保健師、看護師又は准看護師は正当な理由がなく、その業務上知り得た人の秘密を洩らしてはならないと規定されています。看護学生も対象になります。教育機関及び実習施設の規則に則り守秘義務は厳守してください。

　実習施設には、患者さんの情報が記載された書類や記録などの取り扱い上の規則（取決め、ルール）があります。患者情報が記載された書類や記録物は、病棟からの持ち出しは原則禁止されていますので、実習前に必ず確認しておきましょう。また、患者さんに関する情報は必要な場所以外で話してはいけません。エレベーター内や廊下、食堂、病院外の道路、バス・電車の中などで話すことは情報漏洩にあたり、守秘義務に反する行為です。SNSに実習のことを配信してしまうことは決して許されることではありません。また、興味本位でほかの患者さんの電子カルテを閲覧することは、固く禁じられています。病院では閲覧記録が残り、閲覧した個人が特定できるようになっています。不必要な閲覧をした場合は、処罰の対象になる可能性があります。規則を守って正しい行動をとるようにしてください。

　どのようなことが情報漏洩にあたるのか、情報漏洩した場合に患者さん、家族に及ぼす影響、実習施設やそこで働いている人たち、教育機関に与える影響、そして看護学生自身への影響について、実習前に学生間で話し合い、自身の考えをしっかりと表現できるようにしておきましょう。さらに、確実に行動できるようにしてください。

実習までに体調を整える

　医療職者にとって自身の健康管理は基本です。実習に向けて徐々に緊張が高まってくるのは自然な反応だと思います。自身の生活パターンについて振り返り、睡眠、食事、学習時間など、実習に支障がないように一日の生活パターンを整えていきましょう。特に実習病院までの通学時間が長くなる学生さんがいると思います。あらかじめ実習開始時間に間に合うよう、起床時間を変更するなどの調整をしておきましょう。

　寝不足は、実習に集中できない、注意力が低下するなど医療安全の上でも注意が必要です。また、カンファレンス時に居眠りしてしまうなど学習上の影響をきたします。体調を整え実習に臨むようにしましょう。健康管理について詳しくは第6章4（p.157）を、また、実習中のストレス解消法についてはQ22を参照してください。

Q.6 実習中の身だしなみはどのようにすればよいですか？

A. 看護学生としてのマナーを考え、実習施設の一員としての自覚をもつことが大切です。

実習施設への通学時の身だしなみ

実習施設に行くときどのような服装にしたらよいでしょうか。もちろん実習中は汚れやしわがない清潔な実習着(ユニホーム)を着用しますが、通学の際の服装は、看護学生としてのマナーを考えることが大切です。服装や身だしなみは他人に対する思いやりや気遣いを表します。マナーは、国や人種、地域、宗教によって、また時代によって変化します。同じ時代や国でも、年代によって価値観は異なり、当然マナーのあり方も変わります。「相手の立場」に立って整えることが大切です。実習施設にはさまざまな年代の患者さんや家族がいます。また、最近は外国籍の患者さんが増えてきました。実習施設に向かう際の電車・バスの中や実習施設内では、患者さんやその家族から、看護学生は実習施設の医療職の一員として見られます。自宅を出る際にTPO*に合った服装か、身だしなみは整っているかなど、まずは鏡をみて確認しましょう。常に「見られている」という意識をもちましょう。判断基準が難しい場合は、スーツ着用をおすすめします。いずれ就職活動に使えるスーツを一着準備しておくとよいです。

マナーを身につけることは、さまざまな人と適切な人間関係を作ることができ、社会生活を円滑に進めるために必要です。

看護学生のマナーとしての身だしなみの意味を考える

実習中の服装や身だしなみは、実習要項に記載されています。実習前に必ず確認しておきましょう。実習中の身だしなみの例を表1に示しています。一つひとつの項目には意味がありますので、なぜそうするのか、なぜ守らなければならないのかについて自分なりに考えを明確にして実習に臨みましょう。

＊TPOとは、Time (時間)、Place (場所)、Occasion (場面)の頭文字

表1 実習中の服装や身だしなみの一例 【ある大学の実習要項をもとに作成】	
身だしなみ	理由など
☐ 実習着・ユニホームは常に清潔なものを着用する	汚れがない・しわがない 下着が透けてみえない
☐ 靴はナースシューズとする	サンダル式は安全管理上使用しない
☐ ストッキングは肌色もしくは白 ☐ 靴下は白色の単一色・足首がかくれる長さ、柄が入っていない	靴下は清潔なものを着用する
☐ 髪は顔や襟首にかからないようにまとめる	必要以上に髪に触ることがないようにまとめる <まとめ方の例> ・目立たない黒や茶のゴムやピンでとめる ・襟足をこえる長さはネットでまとめる ・飾り物がついたものやシュシュは使用しない
☐ 髪の色は地毛を基本、自然な色にする	教育機関で指定されていることがあるので確認する
☐ 爪は常に短く切る・マニキュアは禁止する	爪で患者さんの皮膚を傷つけない 爪の間の汚染は感染源になることがある マニキュアにより患者さんに与える印象を考える
☐ 化粧は薄化粧とする	濃い化粧が患者さんに与える印象を考える
☐ 香水は使用しない	疾患や治療により吐き気や嘔吐を誘発する 香りは人によって好みがあり、不快に感じることがある
☐ 髭は剃る	毎日の髭の手入れを忘れない
☐ アクセサリー（指輪、ピアス、ネックレス、カラーコンタクトなど）は身に着けない	装飾品は実習中は相応しくない 患者さんに危害を与える可能性がある 例えば、病室やベッドの上で落としたピアスやネックレスが患者さんの背中にあった、患者さんの皮膚を損傷したなど

　例えば、髪をまとめるのは、看護行為の際に髪の乱れにより作業を中断してしまう、髪に触れた手で患者さんに触れてしまうなどの支障をきたさないためです。髪を整えて実習に臨むのは当然のことです。患者さんによっては香水により「気持ちがわるい」と訴える方がいます。また、疾患や治療により嗅覚が敏感になったり、吐気や嘔吐を誘発したりする場合があります。香水だけではなく、ヘアケア製品や衣料の柔軟剤に香料が強いものがありますので注意が必要です。患者さんにとっての安全性、快適性を考えて身だしなみを整えましょう。

　看護学生としてのマナーは、相手がどのように感じるかを基準として考えます。人は最初にみたその外観から、相手に対する第一印象を決める傾向があります。向き合う相手に対する礼儀として、まず相手目線に立つことがマナーとしても重要です。看護学生にとって身だしなみを整えることは、幅広い価値観、人に寄り添う姿勢を身につ

けるための基本です。

　ところで皆さんは、実習指導者や患者さんにどのような自分を伝えたいでしょうか。「これから実習を頑張りたい」、「実習を通して看護について考えていきたい」、「緊張していますがよろしくお願いします」などではないでしょうか。看護学生としてのマナーは、自分自身の思いや気持ち、相手に向き合う姿勢などを相手に伝える手段です。

　実習中の持ち物はシンプルな物が好ましいです。キャラクターや有名人の写真が載ったファイルや文具などは控えたほうがよいです。携帯電話は病院の指示に従い持ち込み可能な範囲を守ってください。院内ではペースメーカーだけではなくさまざまな医療機器に影響を及ぼす可能性があります。使用可能なスペースが表示されていますので注意しましょう。

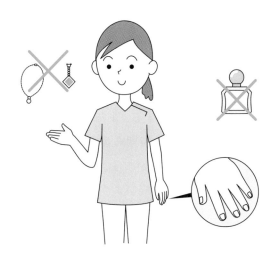

Q.7 通学途中、体調が悪くなったらどうしたらよいですか？

A. まずは体を休めましょう。落ち着いたら現在の症状、経緯を教員に報告し、その後の対応の仕方を相談します。連絡手段については事前に確認しておきましょう。

突然の症状に焦らないようにしましょう

慣れない環境のもとでの看護学実習は、寝不足や緊張などから体調不良になってしまうことがあります。発熱、咳、腹痛、頭痛、発疹などの症状があり、感染症が疑われるときには、患者に感染する恐れがあるため、欠席について教員に相談しましょう。症状によっては病院を受診し、診断を受ける必要があります。

体調が悪くなることは誰でもあることです。そうなった場合はどうしたらよいか、実習要項を必ず確認しましょう。通学途中の場合は、まずは体を休める場所を探し、休みましょう。焦らずに体調を整え、落ち着いたら教員と実習施設に連絡します。電車やバスの中などで電話をかけられない場合には、いったん下車してから連絡します。その際、現在いる場所、現在の症状とそれまでの経緯、対処したことなどについて報告し、その後の対応について相談します。欠席について判断に迷った場合は必ず教員に連絡し相談しましょう。

やむを得ず電話をかけられないときの連絡手段として、メールによる連絡ができるようメールアドレスを控えておきましょう。

体調不良には早めの対応が大切

体調不良の症状とは、具体的には、37.5度以上の発熱がある、咳や鼻水がひどい、吐き気がする、立ち上がれないほどの眩暈がする、または精神的な疲労やストレスを感じているなどです。季節の変わり目や梅雨の時期も体調を崩しやすいです。休日や特定の期間などに、体調不良になるという人もいます。体調不良といっても症状や経緯、背景などは一人ひとり異なります。症状が軽いようでも徐々に悪化するケースもあります。基礎疾患を持っている学生は特に注意が必要です。初期の対応が重要です。無理をせず病院を受診することを考えましょう。体調不良を長引かせず、早めに回復で

きるように対処することが大切です。

日頃の体調管理を徹底しましょう

　実習中はいつもより注意して体調管理をすることが大切です。倦怠感があるときには、自分でできる解消法として、睡眠や食事、運動に気をつけることも効果的です。睡眠不足と感じたときは、一般的に脳の回復に必要な約6〜8時間程度の睡眠を心がけてください。また、倦怠感が続くときやほかの症状がある場合は、病院を受診しましょう。緊張する際は腹式呼吸をして落ち着かせてみてください。Q22の実習中のストレス解消法を参照してください。

体調が悪くなったときの報告内容

□ 現在いる場所
□ 現在の症状とそれまでの経緯
□ 対処したこと
□ その後の対応

Q.8 実習時間中、体調が悪くなったらどうしたらよいですか？

A. まずは我慢せずにその現場の責任者（実習指導者もしくは教員）に伝え、相談しましょう。

実習中の体調不良は周りへの影響を考え無理をしない

実習時間の途中でも我慢せず、体調不良は伝えてください。無理をしないことが大切です。おかしいと思ったら報告・連絡・相談しましょう。体調不良のまま実習を続けることで学生自身に、患者さんや医療者にも影響を及ぼします。感染症に罹患していた場合、無理をして実習を続けたことで、患者さんや病棟スタッフに感染症が広がってしまう事態を招く恐れがあります。感染症によっては病棟閉鎖が必要な事態になることもあります。このような事態になってしまうことがありうることを自覚して、看護学生として病棟のチームの一員として、責任ある行動をとりましょう。

また、体調不良により「ボーとして集中できない」、「予定していたことを忘れてしまった」、「患者さんの身体を支えきれなかった」など、患者さんの安全を脅かす状況はとても危険です。学生も自分自身を守ることはとても大切です。まずは、しゃがみ込んだり椅子に座るなどして、自分の身の安全も守ってください。寒く感じるときは、上着や長袖インナーの着用を教員に相談しましょう。発熱だけではなく、嘔吐や下痢などの症状があるときは、無理をしてはいけません。自分の体調だけではなく、患者さんに感染させないためにもすぐに申し出て、早めの受診を心がけてください。

どんなに体調管理に気をつけていても、体調を崩してしまうことはあります。体調を整えた状態で実習に臨めるようにしっかりと身体を休めましょう。

実習中に起こりうる血管迷走神経反射とは

実習中の体調不良の原因の一つに血管迷走神経反射の症状があります。以前、術後に大量出血した患者さんの対応で、気分が悪くなって失神してしまった看護学生がいました。それ以来、病院で血液を見ることが苦手で、健康診断での少量の採血で、失神まではしなくても気分が悪くなるということがありました。「私は看護師なのに」と、

ちょっと情けない気持ちになってしまったようです。学生が気分が悪くなり失神してしまったのは、血管迷走神経反射による症状です。

血管迷走神経反射とは、緊張やストレスなどにより、交感神経と副交感神経のバランスが崩れ、交感神経の働きが抑制され副交感神経である迷走神経が緊張状態になります。その結果、血圧低下、徐脈、嘔気、顔面蒼白、冷汗、めまいなどの症状が現れ、重症になると意識消失や痙攣が起きる場合があります。意識消失は、血圧の低下や心拍数の極端な減少により、一時的に脳への血流が減少することで生じます。血管迷走神経反射の要因には、不安や緊張、睡眠不足などがあげられます。また、空腹状態も要因となります。体がエネルギー不足な状態で実習をしてしまうと、血圧低下が起こりやすいです。疲労や体調不良、風邪や胃腸炎などで休んでいたなど、体力が十分に回復していない状態のときは、血管迷走神経反射を起こしやすいので注意しましょう。

血管迷走神経反射が起きたときの対応

失神する前に、通常、頭がふらふらしたり、頭痛やめまい、嘔気、発汗（冷や汗）、視界がぼんやりするなどの症状を伴います。血管迷走神経反射自体は、横になって休むことで数分で治ります。できれば足を少し挙上するとよいです。特に健康上大きな問題になることはありませんが、転倒によりけがをしてしまわないよう注意が必要です。また、過去に気分が悪くなったり失神等を起こしたことがある場合、実習前にそのことを教員に伝えましょう。実習中の対処を事前に考えることができます。

一回起きたからといってその後必ず起きるというわけではありません。場に慣れることで緊張せずに実習できるようになると、血管迷走神経反射が起こることなく克服できることも少なくありません。前述の学生は卒業後は血液腫瘍内科に配属され、ほぼ毎日の輸血や採血の処置でも血管迷走神経反射を起こしたことはありませんでした。一度倒れてしまったから看護師には向いていないのだ、と決めつけないようにしましょう。きっと、緊張と不安のなかにいる看護学生の気持ちがよくわかる看護師になることでしょう。

Q.9 通学途中、事故などトラブルが発生したらどうしたらよいですか？

A. 通学途中に交通事故や自然災害に遭った場合は、実習要項のフローチャートをもとに行動します。速やかに担当教員に報告し、相談しましょう。

1人で解決しない

　まずは自分の安全を保つことが大切です。交通事故に遭遇した・巻き込まれたなど、事故などのトラブルは、1人で解決しようとしてはいけません。速やかに教員に報告し、実習について相談しましょう。大概、教育機関の実習要項に事故やドラブルが発生した際の注意事項に記載されています。実習施設への通学途中のトラブルについては、必ず教員に相談し、どのように対処したらよいか、その後の看護学生としての対応など、アドバイスや指示をもらいましょう。

台風や地震などの自然災害のトラブル

　台風や地震などの自然災害時の実習については、学校に規定がある場合は、そちらを優先します。実習時間内の警報発令は帰宅等の安全を確認し適宜対応します。たとえば、午前6時の時点で警報発令中の場合は午前中は休講、午前11時の時点で発令中の場合は午後は休講とするなどです。もし予定外の気候の変動や地震などによる被害の状況によっては、教育機関から看護学生と教職員宛に、授業の対応や危険回避についての大学の対応が重要なお知らせとして配信されます。メールやホームページなどをタイムリーに注視してください。また、気象庁や行政機関からの情報発信を把握するのも重要です。

自転車での事故などのトラブル

　自転車で通学する学生も多いと思いますが、決められた場所に停めるようにしてください。自動車やバイク等での通学は、病院に駐車場が不足しているため原則的には認めていないところが多いです。また、自転車の交通事故が増えています。2023（令和5)年4月からヘルメット装着が努力義務化されました。交通ルールを守って、安全な

走行を心がけましょう。天候や事故などに左右されない公共交通機関を利用する方が
トラブルに巻き込まれにくいです。

公共交通機関での遅延などのトラブル

　実習に向かう先で一番のトラブルは「交通機関が遅延した」ということだと思います。
交通機関が遅延した場合は、慌てずに行動しましょう。「遅延が発生して遅刻する可能
性が高い」とわかったタイミングで一番初めにやるべきことは、教員（または実習施設）
に電話などで連絡することです。「遅刻する可能性がある」という旨を連絡してくださ
い。どのぐらいの遅延なのか、到着予定時刻は何時か、または学生自身は体調やトラブ
ルなどに巻き込まれていないかなど、最低限伝える必要があります。連絡手段は教育
機関により異なりますので、事前に必ず確認し、確実に連絡できるようにしておきま
しょう。

　欠席、遅刻の際の連絡・報告のしかたについてはQ4、Q7を参照してください。

交通機関の遅延についての連絡・報告

□　遅刻する可能性があること
□　どのくらいの遅延になりそうか
□　到着予定時刻
□　トラブルに巻きこまれていないか
□　体調について

Q.10 病棟での朝の挨拶はどのように行えばよいですか？

A. その日の実習のはじまりとして、元気に笑顔で挨拶するよう心がけましょう。「本日もよろしくお願いします」は学習者としての姿勢を示す言葉です。

実習開始の挨拶

病棟のナースステーション（あるいはスタッフステーション）に入る際は、看護学生は「おはようございます」、「失礼します」と挨拶します。これは日常の挨拶で人と接するときの基本的なマナーです。その後、実習開始の時間になったら、実習指導者だけではなく、病棟師長をはじめ病棟看護師、医師、病棟薬剤師など、さまざまな人たちに挨拶をするのが一般的な流れです。実習開始の挨拶は、「本日も宜しくお願いします」と、できるだけはきはきと元気よくしましょう。「とても元気でやる気がある学生さんたちだ」、「今日は元気がないわね、やる気がないのかしら」など、挨拶のしかたで病棟スタッフが受ける印象は異なります。気持ちよい挨拶は充実した実習につながります。

挨拶することの意味とは

笑顔で挨拶をされるとどんな気持ちになるでしょうか。笑顔で挨拶されると自分も自然に笑顔になっていた、という経験があると思います。挨拶をきっかけに笑顔が増えれば、気持ちも上向いてくるのではないでしょうか。挨拶をすることは自らの心を開き、相手を認める、受け入れるという行為です。自ら心を開くことで相手も心を開いてくれるきっかけになります。自然によい人間関係が築かれ、信頼関係につながります。このことは患者さんとの関係、実習指導者や病棟看護師と看護学生との関係にいえることです。

実習指導者や病棟看護師との関係形成により、実習中に困ったことや心配なこと、判断に迷うことなどを率直に聞けるようになっている自分に気づくことでしょう。

挨拶をする看護学生が与える印象

看護学実習中は、病棟・病院内を移動中などで患者さんやスタッフ（看護師や医師、

あるいは清掃担当の方など）とすれ違います。そのときは、朝だけでなく必ず挨拶をするようにしましょう。皆さんは教育機関の名前を背負って実習にきています。関係ないと思って挨拶をしなかった看護師が今日の担当という可能性もあります。こちらから気持ちよく挨拶するよう心がけましょう。

看護学生の挨拶のしかた

看護学生全員で行う朝の挨拶はナースステーション（あるいはスタッフステーション）で行います。挨拶のタイミングは、申し送りなどが始まっていることがありますので、実習指導者などに指示され行うことが多いと思います。実習グループのチームリーダーになると、代表して挨拶することが多いです。看護学生の挨拶の例を下に示しています。参考にしてください。あらかじめ誰が挨拶をするのかを決めておきましょう。また、カバンを肩にかけたまま挨拶をするのは、マナーに反しますので、カバンは手に持った状態で挨拶をします。

看護学生が朝の挨拶をするのは、病棟のスタッフの皆さんに「学生が参加しています」ということを伝えるという目的があり、このときに伝えるべき情報があります。自分の所属（教育機関）と参加している学生数、今日が実習の何日目かについて、明確に伝える必要があります。欠席等あればそれも伝えます。看護師は参加している人数を把握しておく必要があります。留意点として、実習の初日は自分たちが実習に参加している目的を伝えるようにしましょう。挨拶を行うことで、指導者とのつながりを深めるとともに、コミュニケーション向上にも役立てましょう。

《看護学生の挨拶の例》

- ・「おはようございます。〇〇看護学校の学生〇名です。本日より〇週間、看護実習のご指導よろしくお願いします。」
- ・「おはようございます。本日もご指導よろしくお願いします。」
- ・「〇〇大学看護学部△名、本日から2週間の実習をさせていただきます。この実習を通して、〇〇期（〇〇領域）にいる患者を理解し、必要な看護ケアを立案、実施していきたいと考えています。ご指導よろしくお願いいたします。」

Q.11 日々の行動計画の記録はどのように書けばよいですか？

A. 行動計画は実習初日から実習終了日まで毎日記載して実習に臨みます。行動計画に沿って日々の実習が行われますので、その日の行動目標を立て目的意識を持って実習に臨みましょう。

行動計画と日々の看護学実習

行動計画はその日の行動目標に沿って記載して看護学実習に臨みます。行動計画用紙には、行動目標、一日のスケジュール、実施する内容とその根拠、実施時の留意点、実施した結果（反応・変化）、一日の振り返りとして目標達成状況の評価と翌日に向けての課題などを記載します。行動計画用紙は教育機関で決められた様式を用います。様式や記載方法については、あらかじめ実習要項を確認しておきましょう。

日々の行動計画は、看護学生にとって頭を悩ます実習記録の一つです。「初日の行動目標はどのようにたてたらいいのだろう」、「明日からの行動計画は？」、「行動目標をもう少し具体的に記載するようにと指導されたけど、どのように書いたらいいんだろう」など、行動計画について困っている看護学生の声をよく耳にします。

では、どのように記載するとよいのでしょう。まず看護過程と行動計画との関連からみていきましょう。

看護過程と行動計画

看護学実習の初日には、限られた事前情報と学習内容を手がかりに、さまざまな視点や方法で患者さんの情報を収集します。看護過程の展開の始まりです。日々の看護学生の思考プロセスを可視化するために、看護過程のプロセスに沿った記録用紙（様式）があります（表1）。記録用紙の名称は教育機関により異なりますので、様式の名称や記載方法などは実習要項で確認してください。

アセスメントと看護診断の結果をもとに、看護問題（あるいは健康課題）を解決するために看護計画を立案します。立案した看護計画の内容をもとに、日々の行動計画を作成します。看護目標（期待される結果・短期目標）を達成するためにその日の実習では何を行うべきかと考えて、一日の行動計画を立てていきます。

表1 看護過程と実習記録用紙（例）

看護過程	記録用紙
アセスメント	データベース（受けもち時の患者状況） フェイスシート アセスメントシート 関連図（全体像）
看護診断 看護問題（看護課題）の明確化	診断リスト・看護問題リスト・健康課題リスト
看護計画立案	看護計画用紙
実施	日々の行動計画・実施記録
評価	日々の行動計画・実施記録、看護計画評価用紙

　ただし、看護学実習の初日から看護問題（健康課題）を明確にし、看護計画を立案するということは、学習者である看護学生には難しい課題です。初日の行動目標は、看護学生を主語の目標（学生目標）を立てることから始めましょう。

行動計画の書き方

　行動計画用紙の例を図1に示します。様式は教育機関で異なりますので参考にしてください。

　「本日の目標」の欄は、その日の行動目標を記載します。教育機関により異なりますが、図1では「患者目標」と「学生目標」の2つに分けて、それぞれの目標を記載する様式になっています。患者目標とは、患者さんを主語にした目標です。看護計画にあげた目標（期待される結果・短期目標）を達成するための具体的な計画の中からあげていきます。表2に例を示していますので参考にしてください。行動目標は、できるだけ具体的な内容にします。

　看護問題（健康課題）は必ずしも一つではありません。複数の看護問題について看護計画を立てていきますので、患者さんの状態や状況から何を優先すべきかを考えて、その日の行動目標を立てます。行動目標をどのようにあげていくとよいか、看護学生一人では迷うことが多いと思います。そういうときは、実習グループのメンバーに相談し一緒に考えてもらったり、実習指導者や教員に相談しアドバイスをもらいましょう。困っていること・わからないことなどを自分の言葉で表現し、相手に伝えることで思考が整理され、日々の行動目標や計画が充実してくるのを実感できるのではないでしょうか。

図1 行動計画用紙の例

様式A　行動計画及び実施・結果・評価　　　　　　　　年　　月　　日　　曜日　　学籍番号　　　　学生氏名

本日の目標	患者目標		
	学生目標		
時間	行動計画(援助計画・留意点)		実施・結果

目標達成状況(評価)・学び・翌日への課題

表2 行動目標(本日の目標)記載例

本日の行動目標	記載例
患者目標 主語は患者	〈急性期看護実習の場合〉 ・手術に対する不安や心配を表現できる ・手術後の合併症を予防するための呼吸法について表現できる 〈慢性期看護学実習の場合〉 ・糖尿病教室で学んだことを表現できる ・インスリン注射を自宅で行う場合のイメージでき、改善点を表現できる ・血糖測定とインスリン注射の手技の自己評価ができる
学生目標 主語は学生	〈実習初日〉 ・実習病棟の特徴や構造、スケジュール(週間予定・一日の流れなど)を理解できる ・受けもち患者さんの療養環境を把握し、安全・安楽に配慮しながら受けもちについて承諾をいただくことができる ・受けもち患者さんの疾患、治療、検査・処置、看護に関する情報を電子カルテ及び患者さんから収集することができる 〈2日目以降〉 ・患者さんに行われる検査、処置の見学を通して、患者さんの疾患と病態の理解につなげることができる ・患者さんとのコミュニケーションを通して、患者さんの心身の状況や今後についての書投げ等を把握し、看護計画に活かすことができる 　＊徐々に患者目標を中心としていく

「行動計画（実施内容・留意点）」の欄には、その日に実施する内容とその根拠、留意点などを記載します。計画の内容は実習目標に沿って記載していきますが、病棟で決められている1日の業務の流れや週間予定などを考慮します。例えば、申し送り・配膳・食事介助・検温など、病棟の定型業務としておよその時間が決まっていますので、受けもち患者さんの状態やその日の予定などを調整しながら実施時間や内容を記載します。根拠や留意点については、なぜそのケアを行うのか、患者さんにとっての必要性など、援助の根拠を明確にすることは実施した後の結果を評価する際に役立ちます。また、留意点を具体的にあげておくことで患者さんの安全や安楽、自立に配慮した援助につながります。実施内容は看護計画を立案するまでは行動計画用紙に具体的に記載しましょう。看護計画立案後は「看護計画〇〇（看護問題ごとの計画番号もしくはページ数）を参照」という記載でよいでしょう。行動計画の発表では看護計画用紙を活用していきます。

　「実施・結果」の欄は、行動目標に沿って実施したことをSOAPで記述します（SOAPの記録は教育機関によって異なります）。実施した援助に対する患者さんの反応・変化（Sデータ：subject主観的情報・Oデータ：object客観的情報）を記載します。続けて患者さんの反応にはどのような意味があるのかを考え判断したこと（A：assessmentアセスメント）を記載し、今後どのような援助が必要か（P：plan計画）を記載し、翌日の行動計画につなげていきます。

　「目標達成状況（評価）・学び・翌日への課題」の欄は、「本日の行動目標」に沿って一日の実習を振り返り、目標の達成状況を評価します。今後のケアの方向性や新たな課題を記載し、翌日の実習に生かします。

　看護学実習の初期の段階は、行動計画表の作成にとまどう看護学生が多いです。実習の進行に伴い、情報が整理され患者さんの全体像が見えてくると、患者さんを中心にした個別性のある行動計画が記載できるようになります。日々の実習での学びを丁寧に積み重ねていきましょう。

Q.12 行動計画の発表では何を注意すればよいですか？

A. 行動計画の発表は、看護学生がどのような考えで一日の実習を行おうとしているのかを伝える場です。行動計画用紙に沿って発表します。勇気をもって相手に伝えたいという気持ちで発表しましょう。

行動計画の発表で思考の整理ができる！

　日々の看護学実習は、行動計画を実習指導者や病棟看護師、教員に発表することから始まります。初めての病棟で初対面の人たちに向けて発表する実習初日はとても緊張しますが、看護過程の展開が進むにつれ、緊張が少しずつ和らいでいることに気づくのではないでしょうか。それは、環境に慣れてきたことにもよりますが、受けもち患者さんにあった看護を計画できるようになってきたことを意味します。

　行動計画の発表は、行動計画用紙に沿って行います。行動計画用紙は教育機関によって様式が異なります。行動計画用紙の例はQ11を参照してください。まず学生名、受けもち患者名を伝え、その日の行動目標を発表します。その後、実習時間内に実施する内容と観察項目、実施時の留意点などを発表します。発表する際は、なぜその内容を実施するのか、なぜその方法を選択したのか、なぜその時間帯なのかなど、実施する根拠について発表しましょう。行動計画の根拠を自分の言葉で表現することは、受けもち患者さんの情報を整理するうえでとても大切です。実習指導者や教員は、行動計画の発表を聞くことで、看護学生が受けもち患者さんの状態や状況をどれだけ把握し理解できているか、実施内容が患者さんの自立や安全、安楽を十分考えたものになっているかなどが把握でき、具体的な指導につなげることができます。看護学生にとっては、行動計画を発表することで、実習指導者や教員から的確なアドバイスが受けられるということになります。実習が進み、徐々に患者さんの全体像がみえてくると行動計画が患者さんのニーズにあった内容に変化し、発表もスムーズに行えるようになります。

　行動計画の発表は、看護学生の思考を整理するよい機会です。受けもち患者さんに合った看護を提供したいという気持ちを中心において、行動計画の発表に臨みましょう。

相手に伝えたいという気持ちが大切

　看護学生にとって1日の始まりである行動計画の発表は、必ず通る関門です。「今日はうまく発表できた」、「指導者さんからたくさん質問されて困った」などの学生の声をよくききます。患者さんの情報整理が十分でなかったり全対像がまだ見えていなかったり、看護計画の立案がまだ途中の場合などは、実習指導者や教員から質問を受けるのは当然のことです。質問や指摘、アドバイスは、学生にとっては気づきや学びにつながります。思考の整理ができるいいチャンスだと受け止めて、まずは、相手に伝えたいという気持ちを強くもって発表しましょう。学生の気持ちは必ず伝わり、多くの気づきや学びにつながる場となるでしょう。

　また、発表のしかたで大切なのは、はっきりとした口調でゆっくりと丁寧に発表することです。声が小さかったり、もごもごとして聞こえづらかったりすると、伝えたいことも伝わりません。分からないことを質問できずに終わってしまったなど、発表が不完全燃焼に終わってしまったという学生の体験をきくことがあります。最初からスムーズに発表できる看護学生はほとんどいません。相手に伝える訓練だと思って勇気をもって発表しましょう。

　少し余裕がでてきたら、相手の反応をみながら発表しましょう。自分が伝えたいと思っていることが実習指導者に伝わっているかを確認したり、逆に実習指導者に質問したりすることができるようになります。お互いの距離が縮まっていることを感じる瞬間がきっとあることでしょう。最初は発表することに一生懸命ですが、徐々に相手の目をみて発表できるようにしましょう。

Q.13 患者さんとの接し方で気をつけることはなんですか？

A. 患者さんが安心できるような基本的態度を身につけましょう。患者さんの話をよく聞き、患者さんの立場に立って接しましょう。

言葉遣いや立ち振舞いに気をつける

患者さんと接するときは、信頼してもらえるような身だしなみや挨拶で臨みましょう。そして、言葉遣いも重要です。過度な堅苦しい言葉を使う必要はありませんが、敬語や丁寧語を使いましょう。敬語や丁寧語は、普段から使い慣れていないと、適切な言葉を選ぶことができないものです。日常生活で使い慣れておくことが大切です。初めは、敬語を使っていても、患者さんとの信頼関係が築かれてくると、言葉が崩れてくることがあります。看護学生が友達のような言葉で話すことを、患者さんやご家族はどう感じるでしょうか。信頼関係ができても患者さんはお友達ではありません。多くは目上の方です。常に適切な言葉遣いを心がけましょう。

さらに、立ち振る舞いや表情、声のトーン等も相手に与える印象は大きいです。これらは、非言語的なコミュニケーションです。落ちついた立ち振る舞い等は、安心感を与えます。反対に乱暴に物品を片づけたり、丁寧語でも話し方が忙しそうだったりすると、患者さんは不快に感じ自分の要求を伝えにくくなるかもしれません。また、患者さんの体調が悪いときには、声のトーンや表情を状況にあわせましょう。体調が悪いときに、笑顔で大きな声で話しても、患者さんは不快に感じるだけです。患者さんに安心してもらえるような状況に応じた態度を身につけることが大切です。

患者さんの立場に立って接する

患者さんと接する場面は、病床整備、清潔や排泄などの日常生活のケア、バイタルサインの測定、検査の搬送、指導場面等さまざまあります。どんなときでも患者さんの立場に立って接するよう心がけましょう。患者さんの立場に立つには、患者さんに関心を寄せることがとても大切です。常に、患者さんがどう感じているのかを考えましょう。清潔ケアでは寒さや羞恥心はないかを考えて援助をしたり、指導場面では指

導内容を患者さんがどう感じたのかを考えたりします。

　患者さんに関心をもち、理解したいという気持ちでいると、患者さんの立場に立った接し方が自然とできるようになってきます。前に述べた立ち振る舞いや、表情、声のトーンなども、患者さんに配慮したものになっていきます。患者さんへの関心が、そのまま自分の行動につながります。

患者さんの話をよく聞く

　話を聞くことは、患者さんを理解することにつながります。患者さん側から見ると、話を聞いてくれる人は、自分を理解してくれている人だと感じます。自分を理解してくれる人には、自分の気持ちや困っていること、不安なこと、要望等を伝えやすくなります。看護師側は患者さんのニーズが把握しやすくなり、患者さんに適した看護援助を提供することができます。

　患者さんの話に心を寄せて聞きましょう。患者さんが感じたことを評価せずにそのまま受け止めて、思いを理解しようとする姿勢が大切です。話を聞いているときには、うなずいたり、相槌をしたり、身体と言葉を使って、"聞いていますよ"というメッセージを伝えましょう。患者さんのペースで話を聞くことも重要です。

　病棟の看護師は、複数の患者さんを受けもちしているため、一人の患者さんと話をする時間は限られています。ゆっくりと時間をかけて患者さんの話が聞けるのは、看護学生の特権です。患者さんの話をよく聞いて、信頼関係を築いていきましょう。

安全・安楽に配慮する

　患者さんは、苦痛な症状がある場合が多いです。そのため、接しているときには、苦痛がなく安楽であるかを確認しましょう。

　また、治療によって活動が制限されていたり、点滴やドレーン等のルート類が挿入されていたりすることもあります。援助をしているときには、活動制限の範囲内であるかを留意し、ルート類を誤って抜去してしまうことがないように配慮します。接することに夢中になり、インシデント、アクシデントが起きないように注意しましょう。自分の安全や安楽を脅かす人は患者さんからの信頼が得られにくくなります。患者さんと接するときには、常に安全や安楽に配慮をしましょう。

Q.14 患者さんとどのように会話を進めたらよいですか？

A. 患者さんの体調を考えて会話をしましょう。患者さんが話した内容は評価せずにそのままを受け止め、しっかりと応答して会話を進めましょう。

患者さんの体調を考えて会話をする

　初めて患者さんにお会いするときは、しっかりと自己紹介を行い、看護を勉強させていただくことや、受けもちをさせていただくことへの感謝の気持ちを伝えます。その後にお話をしましょう。

　患者さんと会ったばかりで、体調のことを聞いていいのかを心配する看護学生がいます。しかし、お話ができる状況かを判断するために、まず体調をうかがいます。「体調はいかがですか」、「お話をしても差し支えないですか」などと尋ねましょう。患者さんの反応で負担がなさそうだと判断したら、そのまま話を進めます。患者さんは、今感じている症状を話しながら、病気がわかったときのことや、今後心配なことなどを話してくださることがあります。

　また、看護学生と話ができるような体調ではない患者さんも多くいらっしゃいます。無理に話をすることは、患者さんに苦痛を与え、その後の関係性にも影響します。患者さんの安楽を最優先に考えましょう。援助時に必要な会話をしていくことを考えます。どんなときでも、患者さんの体調に合わせたかかわり方が大切です。

患者さんの話しにしっかりと応答する

　看護援助を考えるためには、情報収集をして患者さんをよく知ることが必要です。情報収集の内容は、疾患や治療による身体的、精神的影響、日常生活や社会生活への影響などです。多くの情報収集が必要なため話を聞く優先順位を考えましょう。疾患や治療による身体的影響や、苦痛なこと、日常生活で困っていることなどは、早期から聞いていきましょう。患者さんが話しにくいと感じる内容は、信頼関係が構築されてから聞きます。

　会話の進め方は、かかわりが初期のころには、オープンエンドクエスチョンを用いる

ことが効果的です。相手に幅広い範囲で答えてもらう質問なので、より多くのことを知ることが可能です。ただし、内容が漠然としているため、さらにクローズドクエスチョンで焦点化した内容を聞いていきます。両者どちらであっても、大事なことはそのあとです。患者さんが話した内容を、評価せずにそのまま受け止め、受け止めたことを言葉で患者さんへ伝えることが重要です。その中でわからなかったことをさらに質問してもかまいません。患者さんの言葉に十分応答せずに次の質問をしてしまうと、患者さんを質問攻めにしてしまうことになりかねません。その結果、患者さんは「話を聞いてもらえない」と感じ、会話が続かなくなります。

患者さんの話をよく聞き応答していけば、自然な会話ができます。これは、信頼関係の構築にもつながります。信頼関係が構築されれば、さらに会話が進みます。

話を聞く場面を考える

患者さんの負担にならないように話を聞く場面と、場面に応じた会話の内容を考えましょう。例えば清拭時に、入院前の清潔習慣を確認したり、皮膚や頭髪の状態を観察したりするなど、保清のニーズを把握します。日々の援助計画に、情報収集する場面と内容を記載しておくと、患者さんとスムーズに話をすることができます。援助以外の場面で、改まって会話をすることが難しい患者さんの場合には、特に必要です。

話をする目的を伝える

話がそれてしまい、聞きたい話が聞けないことがあります。まず、話をする目的を伝えましょう。例えば、「退院後の食生活について私も一緒に考えたいので、入院前の食習慣についてうかがわせてください」などと、最初に伝えることで、目的に沿った話がしやすくなります。

日常会話も大切

入院しているからといって病気の話ばかりしたら、患者さんは気が滅入ってしまうかもしれません。何気ない日常会話に心が休まることも多いです。日常会話を楽しみながら情報収集を行い、患者さんに必要な援助を考えていきましょう。

Q.15 環境整備ではどのようなことに気をつければよいですか？

A. 患者さんの療養環境として安全性と快適性の視点で整えることが大切です。安全・安楽で患者さんが生活しやすいと感じる環境をつくりましょう。

患者さんが生活しやすいと感じる環境にする

　環境整備をする前に、ベッド周囲をよく観察しましょう。患者さんは、ベッドの上で1日過ごすので、よく使うものを枕元や床頭台に置いています。ベッドメイキングや拭き掃除が終わったら、もとの位置に物品を戻しましょう。寝具の配置も同様です。ベッド上臥床の方であればなおさらです。何が手元にあればよいかをうかがい、物品を配置しましょう。特にナースコールは、押せる位置にあるかを必ず確認します。手元に置く、ベッド柵に固定するなど、押しやすい場所を患者さんに確認しながら配置をします。

　寝具類の汚れがあれば交換し、清潔なベッドで過ごせるようにしましょう。

整理整頓する

　一人の患者さんのスペースは限りがあるため、物がベッドの下にたくさん置いてあったり、オーバーベッドテーブルに雑多に置かれていたりすることがあります。特に、ベッド上臥床の方や認知機能が低下している方などは、ご自分で整理整頓をすることができません。そのため、ベッドの上に、使用したティッシュペーパーや空のペットボトル等が、そのまま置かれていることがあります。患者さんにうかがいながら、整理整頓をしましょう。廃棄したほうがよいと思う物でも、患者さんに確認してから廃棄します。床頭台に片づける物、ナースステーションに片付ける物、常に出しておいたほうがよい物など、必ず一つひとつ確認をしながら整理整頓します。

　オーバーベッドテーブルの上は、物が散乱しやすい場所です。整理整頓されていないオーバーテーブルの上で食事や洗面をしても、快適ではありませんし、コップが落下して破損してしまうことがあるかもしれません。整理整頓は安全と安楽につながります。

転倒転落を予防する環境にする

移動したときに転倒の危険がないように、ベッド周囲を整えましょう。ベッドの高さ、ベッド柵や足元のスリッパの位置、床の濡れの有無、オーバーベッドテーブルや点滴スタンドの状態など、患者さんが移動しやすい環境になるよう整えましょう。認知機能が低下し、離床センサー等を使用している方は、スイッチがオンになっているかを必ず確認します。

点滴やドレーン類は抜去されないように環境整備する

ベッド上臥床のまま環境整備を行う際には、ルート類を誤って抜去しないように注意しましょう。横を向いたときに点滴が引っ張られてしまい、抜去されてしまったということがないように、点滴スタンドの位置を考えて移動させることも必要です。ベッドに固定されているドレーンの位置も同様です。ただし、ルート類の取り扱いは、留意点があるので学習が必要です。知識がないまま実施することで、逆行性感染のリスクを高めたり、抜去につながったりする可能性があります。必ず学習を行い、教員や実習指導者の許可のもと一緒に行いましょう。

病状に合わせて方法を変更する

病状によって、患者さんの活動範囲は変化します。患者さんの状況に合わせて、臥床したままベッド上の環境整備をするのか、ベッドから椅子や車椅子などに移動していただいた後に実施するのかを考えましょう。移動していただく場合は、移動時の患者さんの安全・安楽について配慮します。お待ちいただく場所についても状況に合わせて考えます。臥床した状況で環境整備をするときには、実施するタイミングを考えましょう。清拭時に合わせて実施したり、検査でベッドを離れるタイミングを利用したり、患者さんに負担が少ない方法を考えましょう。

環境整備は常に行い、退室する最後には最終確認をする

訪室した際には、環境整備をする意識をもちましょう。安全・安楽で、過ごしやすい環境になっているか、常に注意して見れば、今整えるべき環境が見えてきます。

そして、退室する際にも、安全・安楽で過ごしやすい環境になっているか、最終点検をしましょう。作業をしているときは、気がつかなかった点が見えてくることがあります。

Q.16 援助を拒否している患者さんには、どのように対応したらよいですか？

A. 患者さんが拒否している理由を理解しましょう。そのうえで中止するのか、内容・方法・実施時期を変更して実施するのかを考えましょう。援助の必要性を説明することも大切です。

拒否している理由を理解する

清拭や足浴などを計画したら、患者さんに断わられてしまったという経験がある看護学生は多いと思います。必要と考えた援助が患者さんの思いと合致しないことがあります。援助を断られたことにショックを受ける看護学生がいますが、自分ではなく患者さんの思いや気持ちに焦点をあてましょう。何か理由があってのことです。そういうときは、立ち止まって考えてみましょう。

まず、患者さんが援助を断った理由を考えましょう。動くと痛みなどの症状が増強することを懸念して断るのかもしれません。あるいは、羞恥心や遠慮から、清潔援助は家族にしてほしいと思っているのかもしれません。患者さんに直接理由を聞いてみましょう。患者さんが感じている思いをそのまま受け止め、理由を理解することが大切です。

認知症の方は、認知機能の低下により援助の意味を理解できなかったり、混乱して不安が強かったりすることで、援助を拒否することがあります。また、拒否する理由を尋ねても明確な理由がわからないことがあります。認知症の程度、身体的な苦痛の有無、今までの生活習慣や性格、今の心理状況などを踏まえて理由を考えていきましょう。

中止するのか、方法・内容・タイミングを変えて実施するのかを検討する

断る理由が理解できたら、援助を中止するのか、実施するのかを検討します。援助が患者さんの状況に適していない場合は、援助の中止を考えます。しかし、理由によっては、方法・内容・タイミングを変えることで、援助の実施を受け入れてくださることがあります。

身体的苦痛が強い場合は、負担が少ないように、必要最小限の内容と方法に変更し

て行うことを考えます。例えば、清拭と陰部洗浄を行う計画であれば、陰部洗浄のみ行うことを提案します。患者さんには、一部のみ実施することが苦痛にならないかを確認しましょう。また、援助を行うタイミングも重要です。苦痛が軽減している時間帯をアセスメントすることが必要です。例えば、食後に嘔気が出現する患者さんであれば、嘔気が少ない食事の前を選択し、手術後の患者さんであれば、鎮痛薬の効果が表れている時間帯を選択します。苦痛が軽減する時間がわからない場合は、「午前中は休んでいただいて、午後の様子を見ながら行いましょう」などと説明します。場合によっては、援助の実施が翌日になることがあるかもしれません。

必要性を説明する

　患者さんが援助を断る理由が理解できても、実施が必要な援助があります。例えば、膀胱留置カテーテルを挿入されている患者さんが、陰部洗浄を何日も行わない日が続くと、尿路感染のリスクが高まります。陰部洗浄を行うことで、得られるメリットを説明する必要性があります。拒否していた患者さんは、援助のメリットがわかり納得できれば、了承して援助をうけてくださる場合があります。援助を行う目的を患者さんと共有することが大切です。

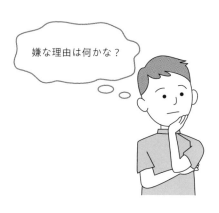
嫌な理由は何かな？

Q.17 退院指導案はどのように作成したらよいですか？

A. まず、疾患や治療の影響による生活上の留意点を学習します。そのうえで患者さんの生活や思いを踏まえて内容や目標、方法を決定して退院指導案を作成しましょう。

疾患や治療の身体的影響と、生活上での留意点を学習する

　患者さんが退院後に安定した病状で生活するためには、入院中から退院へ向けた指導が大切になります。手術を受けた場合の一般的な退院指導の内容としては、機能変化に伴う症状への対処や新たな生活方法の構築、術後合併症予防や早期発見のための観察・出現時の対処法などです。慢性疾患の場合は、原因となる生活習慣の改善、治療上効果的な生活方法、治療による副作用症状の予防と早期発見のための観察や出現時の対処法などです。

　例えば、胃切除術を受けると胃容量が低下し、1回の食事量の調整が必要になります。また術式により、ダンピング症候群という合併症が出現する可能性があります。そのため、予防法や出現時の対処法などの知識について指導が必要になります。また、狭心症の場合は、食生活をはじめとした生活習慣の見直しや、内服薬の影響による注意事項についての指導などが必要になります。

　つまり、指導する内容は、病気や治療による身体的な影響を踏まえて、退院後の生活に必要となる知識や技術などになります。まず、病気や治療による身体的な影響と日常生活への影響、生活上の留意点を学習することがとても重要になります。何を指導すればよいのかわからないときは、学習が不足している可能性があります。テキストに戻り、生活上の留意点を全般的に把握すると指導内容が見えてきます。

必要な指導内容を考える

　疾患や治療に応じた生活上の留意点を学習したら、たくさんありすぎて、何を患者さんに指導したらよいのかわからなくなることがあります。看護師は、全般的な内容を入院時から計画的に指導していく場合が多いですが、看護学生はすべてを指導できるとは限りません。

まず、患者さんにとって重要度の高い指導内容を考えましょう。入院理由となった疾患や治療により身体的に起こりやすいこと、起こると健康上の影響が大きいこと、毎日の生活で必要になること、患者さんが退院後の生活で心配していることなどが重要度を考えるポイントです。患者さんが、退院後の生活で困らないようにするために、何を知っていればよいのか、何ができればよいのかを考えると見えてくるかもしれません。指導が必要な理由を理解してもらうことも、指導内容として重要です。

　また、病棟での退院指導の内容と進行度は、必ず看護師に確認しましょう。患者さんが知っていること、知らないこと、できること、できないことを明らかにして、必要な指導内容を考えることが重要です。

　指導内容が決定したら、教員や実習指導者に自分の考えを伝えましょう。自分から相談をすることで、アドバイスを受けやすくなります。

患者さんの生活や思いに沿った目標・方法を考える

　指導する内容が決まったら、患者さんの生活や思いに沿った目標・方法を考えましょう。例えば、糖尿病がある人は、単位計算をしたバランスよい食事を規則正しい時間に3食食べることが望ましいとされています。しかし、夜勤のある職業の人は、規則正しい時間で食べることが難しいかもしれません。高齢の人は、単位計算が難しいかもしれません。患者さんの年齢、身体状況、職業やもともとの生活スタイル、そして患者さんの思いなどを踏まえた目標を考える必要があります。こうなるべきという目標設定をしても、患者さんは苦痛を感じるだけで、実現不可能な目標になってしまいます。実際の生活を送るのは患者さんです。患者さんは、どのような思いを抱きながら入院しているのか、退院後の生活をどのように過ごしたいと考えているのかをよく聞き、実現可能な目標設定をしていきましょう。

　目標を設定したら、患者さんにあった指導方法を考えます。「毎日の援助で少しずつ説明をする」、「一緒に実施をする」、「パンフレットを作成して説明をする」など方法はさまざまです。患者さんに合わせて考えましょう。パンフレットの作成も同様です。「詳細な説明の記載を望む人」、「大事なポイントのみの記載を望む人」、「高齢で視力低下のため大きな文字を望む人」など患者さんに適したパンフレットを作成します。

　指導内容や目標、方法が決定したら、必ず教員や実習指導者にアドバイスをもらいましょう。決して看護学生一人で判断して指導をしないようにします。

　退院指導案作成プロセスは絶対的な順序はありません。指導の内容・目標・方法を行ったり来たりしながら、指導案を作成しましょう。

Q.18 退院指導を行うときに気をつけることはなんですか？

A. 退院指導は説明することだけに集中せずに、患者さんの理解度や思いを確認しながら進めましょう。患者さんが自己効力感を高め、学習意欲を持てるように、できたことをフィードバックしましょう。

退院を見据えて入院時から指導計画を考える

患者さんが、退院後の生活に必要な知識や技術を習得するには、入院時から退院に向けたかかわりが必要です。早期から退院指導を考え実施していきましょう。ただし、退院指導を行う時期の検討が必要です。例えば、人工肛門造設直後で病状の受け入れが不十分なときにパウチ交換の指導をしても、患者さんには苦痛となります。しかし、退院前日に指導をしても、家に帰って実施できない可能性があります。危機理論*1や行動変容のための理論*2などを活用し、入院期間と体調を考慮して、指導時期を検討しましょう。毎日の援助のなかに、早期から必要な指導を少しずつ取り入れていくことが、退院後の生活につながります。

患者さんがわかりやすい言葉で説明する

医療用語には、患者さんが理解しにくい言葉が多くあります。そのままを伝えるのではなく、理解しやすい言葉で説明をするよう心がけましょう。考えた言葉は、指導を行う前にグループメンバーや教員に聞いてもらい、患者さんが理解できる表現であるかを確認してもらうことも効果的です。

説明することばかりに集中せず、患者さんの理解度を確認する

看護学生にとって、退院指導の実施はとても緊張する場面です。上手に伝えられるかという不安から、自分自身に気持ちが向きやすくなります。そのため、一方的な説

＊1 危機理論：危機の過程や対処について表している理論。フィンク、アギュレラ、コーンなどの理論がある。
＊2 行動変容のための理論：プロチャスカとディクレメンテの変化のステージモデルがある。人の行動が変化していく過程を無関心期、関心期、準備期、行動期、維持期として表し、過程に応じた支援方法を示している[1]。

明になりがちです。大切なのは患者さんが理解でき、日常生活で実施可能かどうかです。説明をしたら、表情と言動で患者さんの理解度を必ず確認しましょう。実際の生活でどのように実施しようと考えているのかを、患者さんの言葉で確認します。患者さんの理解度を適切に評価し、理解不十分な内容は、翌日以降の指導につなげます。

患者さんと目標を共有して指導をすすめる

　患者さんの生活スタイルや思いを踏まえた目標設定をしていたつもりでも、指導を進めていくなかで、目標が高すぎたり低すぎたり、曖昧であることに気づくことがあります。そのときには目標を見直しましょう。患者さんと話し合い、実施可能な内容に修正し、同じ目標にむかって指導を進めましょう。

できた部分を患者さんへフィードバックし、できそうだという気持ちを高める

　退院指導の内容によっては、患者さんが負担感や困難感を感じることがあります。そのときには否定せずに思いを受けとめましょう。負担感を少なくするには、適した指導時期の選択や適切な目標設定が必要です。

　さらに、患者さんができそうだと感じられるような指導が重要です。例えば、人工肛門を造設した人が、初めて自分でパウチ交換をしたときに、すべてができなくても、「〇〇が上手にできていましたね」と、できた部分について声をかけます。患者さんが達成感を感じられるような声かけやかかわりが必要です。達成感は、できそうだという意欲を高めます。つまり、自己効力感を高められるような指導です。自己効力感に影響する一般的な因子は、成功体験を感じること、他者や自分から承認されること、身近な人の成功体験を見ることなどがあげられます。これらを活用して、患者さんの意欲を高めましょう。理解や実施が不十分な部分を明確にすることも重要ですが、できている部分に着目していくことも、とても重要です。

　また、成功体験を感じやすいように、目標を細分化していくことも効果的です。小さな一つひとつの目標を着実に達成することで、自己効力感を高めて、最終的な目標に到達できるようにしていきます。患者さんができるようになったときは、一緒に喜びましょう。

引用文献
1）松本千明：健康行動理論の基礎，pp.29-36，医歯薬出版，2010.

Q.19 患者さんの家族にどのように対応すればよいですか？

A. 家族への基本的な接し方は患者さんと同じです。面会時間を利用して家族の方にご挨拶してお話してみましょう。患者さんの様子を伝えたり、家族の方の心配や不安なことなどを聞く機会にしましょう。

接し方は患者さんと同じ

　実習中に患者さんの家族とお会いするときに、対応に戸惑うことがあると思います。家族との接し方は、患者さんへの接し方と同じです。初めてお会いするときは、ご挨拶をし、しっかりと自己紹介をしましょう。患者さんを受けもたせていただき、学習させていただいていること、患者さんにお世話になっていることへの感謝の気持ちを伝えましょう。もしかしたら、患者さんよりも、家族とお話しするときの方が緊張するかもしれません。そのため、言葉遣いが上手くいかないことがあるかもしれませんが、誠実な気持ちでお話しすれば家族へも伝わります。緊張がほぐれてきたら、スムーズにお話しできるようになると思います。

患者さんの日常生活の様子を伝える

　毎日面会に来られる家族もいらっしゃれば、仕事の都合で時々しか面会できない家族もいらっしゃいます。会えない時間に、患者さんがどう過ごされているのか、とても心配しています。お会いしたときには、患者さんの様子を伝えましょう。今日は昨日より食事が多くとれている、昨日より歩いている時間が増えているなど、日常生活の様子を伝えましょう。回復に向かった変化がある場合は、積極的に伝えることで、家族は患者さんの回復を感じることができ安心します。苦痛な症状があるときには、家族が不安にならないような言葉を選びます。ただし、病状や治療に関する話は、看護学生が行うべきではありません。誤った情報を伝えて家族が不安になる可能性もあります。看護学生が話してよい内容かどうかを十分考えながら、家族と話すことが必要です。看護学生から家族に話してもよい内容については、実習指導者や教員にあらかじめ確認しておくことが重要です。

家族の体調を気遣う

患者さんの入院は、家族の生活にも影響を及ぼします。患者さんが家庭内で行っていた役割をほかの家族が担ったり、仕事や家事をしながら面会に来る時間を確保したり、身体的な負担が生じます。身体的負担は、精神的な負担にもつながります。心配したり、不安な気持ちになったりすることも多いでしょう。「お疲れになっていないですか？」等と家族の体調を気遣う声かけをしましょう。また、面会に来ていることを気遣う言葉かけも大切です。家族が安心できるように声をかけましょう。

家族の心配事を聞く

さらに、家族が不安に思っていること、心配なことはないのかを聞きましょう。患者さんの病状の進行を不安に思っているかもしれません。退院後の生活で気をつけることはないかと、心配しているかもしれません。家族が心配に思っている内容を聞いたときには、「それはご心配ですよね。ご心配に思われている内容は、すぐ看護師にお伝えします」等と対応し、必ず担当の看護師へ報告します。報告を受けた看護師は、誰が対応することが適切かを判断します。看護師から医師に報告し、医師が対応する場合もあります。看護学生は、家族の不安をそのままにしないようにするために、看護師に報告することがまずは重要です。

内容によっては、学生も関われることかもしれません。担当の看護師に報告をしたあとに、実習指導者や教員に相談し、必要があれば家族への援助について考えます。

患者さんへ看護をすることが家族の安心につながる

患者さんがしっかりと看護を受けていると家族は安心します。面会に来たときに、臥床が続いている患者さんの清潔が保持されていたり、ベッド周囲が整理整頓されていたりなど、看護を受けていることを感じられれば、家族の方の安心につながります。

家族の面会時間と実習時間が合わずお会いできなくても、患者さんへの看護を行うことが家族への援助につながります。

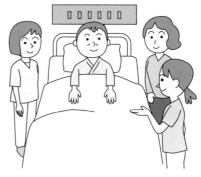

Q.20 実習指導者との関係をどのように築けばよいですか？

A. 学習状況や考えを実習指導者に話して自分を知ってもらう努力をしましょう。考えを伝えることで支援を受けやすくなります。学習の支援を受ける機会を自分から積極的に作りましょう。

自分の学習状況や考えを伝える

　実習指導者は、看護学生にとって一番身近な看護師で、学習の支援をしてくれる力強い存在です。

　実習指導者と良好な関係を築くために、人間関係の基本的な態度である挨拶や礼儀などは、患者さんとのかかわり方と同様にしっかり行いましょう。それらを行いながら、さらに、自分の学習状況や考えを知ってもらう努力をしましょう。自分の考えを知ってもらうには、言葉にして伝えることがとても重要です。

　実習指導者は、看護学生のことをもっと知り、実習指導に役立てたいと思い、「何かありますか？大丈夫ですか？」と、積極的に声をかけてきます。声をかけられたときに、困りごとがなければ、「はい、大丈夫です」と答える人が多いのではないかと思います。しかし、それでは、自分の学習状況や考えを知ってもらうことにつながりません。さまざまなことに対応している実習指導者に、自分から話しかけるのはハードルが高いかもしれせんが、実習指導者から声をかけられたときは、自分の考えを伝える絶好のチャンスです。実施した援助のことや、そのとき感じたこと、考えていることなどを簡潔に伝えましょう。自分では、悩まずに順調に学習できていると思っても、実習指導者の視点からみると、不足していることがあるかもしれません。自分の学習状況や考えを伝えることで、気づかなかった視点についてアドバイスが得られます。

悩んだときには相談する

　学習が進んでくると、必ず悩む場面が出てきます。例えば、「術後疼痛の強い患者さんの離床をどのようにすすめたらよいのかわからない」、「退院指導で何を指導すればよいのかわからない」など、さまざまな悩みがでてきます。自分なりに考えてはみたものの、本当にこれで正しいのか不安に感じることもあるでしょう。自分なりの答えが適

切か必ず実習指導者に相談をしましょう。もし答えが出せなかった場合は、解決に向けて学習している内容や、どこまでが考えることができて、どこからが考えることができなかったのかを伝えます。実習指導者は、看護学生の悩みや解決の程度に応じてアドバイスをすることができます。アドバイスを受けるために自分から積極的に相談しましょう。ただし、悩みを丸投げし、実習指導者の考えだけで解決するのでは、自分の成長につながりません。まずは学習し、一度考えた後に相談することが重要です。

　そして、アドバイスを受けて考えた援助が上手くいったときには、実習指導者に必ず報告しましょう。きっと喜んでくれると思います。報告ができた自分にも自信が持てると思います。

実習指導者の状況を考える

　自分の考えを伝えたり、学習上の悩みを相談したりするには、実習指導者の時間をいただくことが必要になります。

　実習指導者は、時には患者さんのケアを担当しながら、学生指導を行っていることがあります。そのため、実習指導者が看護学生の話を聞ける状況にあるのかを考えながら声をかけましょう。「今、よろしいでしょうか？」など状況に配慮した声かけが必要です。また、相談には時間を要するので、「相談したいことがあるので、お時間があるのはいつですか？」など、実習指導者の都合を聞きましょう。

　実習指導者は、看護学生によい実習をしてほしいと願っています。実習指導者と積極的にコミュケーションをとり、学習の支援を受ける機会を自分からつくっていきましょう。

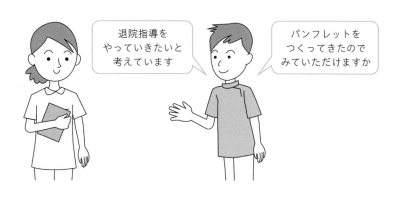

Q.21 実習グループメンバーと上手くいくためには、どうしたらよいですか？

A. 自分から心を開きましょう。グループ内の役割は協力して行い、お互いに気遣いが必要です。異なる考えを受け入れながら一緒に成長し合える関係を目指しましょう。

仲間意識をもつ

今まであまり話をしたことがないグループメンバーも、同じ学校で同じ目標をもつ仲間です。共通の体験をしてきているので、お互いを近くに感じやすい存在です。相手に好意や仲間意識をもって接しましょう。自分から声をかけていくことが大切です。朝の通学での面白いエピソード、昨日見たテレビの話、なんでもかまいません。雑談から始めましょう。

自己開示をする

実習中の自分のことを話しましょう。実習中の出来事で、嬉しかったことや勉強になったことなどを話します。特に困ったことがあった場合は、一度自分で考えたあとに、グループメンバーに相談をするとよいでしょう。例えば、「カンファレンスのときに上手く意見が言えない」、「看護過程のアセスメントが苦手で記録が上手く書けない」、「患者さんの援助で何をしたらよいか迷っている」などを話してみましょう。弱みを見せるようで少し勇気がいるかもしれませんが、グループメンバーに話して大丈夫です。もし、自分がグループメンバーから相談をされたら力になりたいと思うでしょう。同じようにグループメンバーも力になりたいと思っています。

ただし、困ったことの解決策をグループメンバーに任せすぎないようにします。自分で考えずにグループメンバーの考えを使って解決していたら相手への負担になります。負担が続けば、関係性も上手くいかなくなります。そして、何より自分の成長につながりません。自分の考えをもちながら相談をすることがポイントです。

自分が心を開くと、相手も自然と心を開いてくれます。グループメンバーから相談を受けたら、一緒に考えましょう。お互いに協力し合える関係を目指しましょう。

グループメンバーを気遣う

自己開示をするといっても、自分が話したいときにグループメンバーが話を聞ける状況にあるかどうかはわかりません。相手の状況を考えましょう。相手が話を聞ける状況のときに話をします。

また、常にグループで行動をしているので、自分勝手な行動をとらないように気をつけます。学生がカルテを閲覧できるパソコンは台数が限られているのに一人で独占したり、同じ看護師への報告のタイミングが重なったときに毎回自分が先に報告したり、いつも集合時間に遅れたりなどがないように気をつけましょう。些細なことでも、自分だけが得になる行動を続けるとグループメンバーとの信頼関係が崩れます。

そして、グループメンバーも自分と同じように、実習での学習で悩むことがあります。そのときには「疲れて見えるけど大丈夫？」、「何か困ったことでもあったの？」など相手を気遣う言葉をかけましょう。

グループ内の役割は助け合って行う

グループ内の役割は、実習指導者への連絡や学生用物品の管理、カンファレンスの司会などさまざまです。分担制にしているからといって、自分の役割以外は全く関与せず、一人に任せきりにすれば相手はどのような気持ちになるでしょうか。大変そうなときは一緒に行い、一人だけに負担がかからないように助け合いましょう。

そして、役割を担ってくれたグループメンバーには、「お疲れさま。大変だったでしょう。ありがとう」などの言葉を伝えましょう。ねぎらいの言葉を聞いて、グループのために頑張ってよかったと思ってもらえます。

相手が受け取りやすい表現で意見を伝える

カンファレンスは、よりよい看護を考えるために意見を交換する学習の場です。違う意見を知ることがお互いにとって学びとなるので、思ったことはしっかりと発言します。ただし、間違いを指摘して相手を責めるような発言は建設的ではありません。グループメンバーから鋭く指摘されて、気持ちが落ち込んでしまうこともあります。相手が受け取りやすい表現を考えて上手に伝えましょう。また、自分と異なる意見を受けたときには、さまざまな考え方があることを受け入れ、自分の看護に反映できるかを柔軟に考えましょう。

Q.22 実習中のストレス解消法や、よいセルフケアの方法はありますか？

A. まずはストレスに気づくことがとても重要です。ストレスを感じたら、実習中でもできる自分なりのストレス解消法を行いましょう。普段の生活から、ストレス解消方法を複数見つけておきましょう。

ストレスに気づく

実習中は、さまざまなストレスを抱えます。患者さんやグループメンバーとの関係がうまくいかない、記録が進まない、学習量が多く睡眠がとれないなどというときはストレスを感じやすくなります。ストレスに対処しながら、実習を継続していくためには、まずは、ストレスを感じていることに気づくことが重要です。「今日はいつもよりイライラする。きっとストレスを感じているんだなあ」と、少し離れて自分を見ます。自分の体調や気持ちの変化を感じ取り、ストレスに気づければ対処を考えることができます。

ストレス解消法

ストレスを感じたら、できる限りの範囲で睡眠をとりましょう。実習中は睡眠不足になりがちです。睡眠不足や栄養の偏りが続くと、ストレスを感じやすくなります。

ほかにとても大切なのは気分転換です。気分転換になる自分なりのストレス解消法を見つけましょう。帰宅したらお気に入りのアイスを食べる、好きな歌を聴くなど、何でもかまいせん。ポイントは、自分の気持ちがリラックスしたり、喜んだりできるものです。頭のなかで想像するだけでも大丈夫です。実習中にもできる小さなことを見つけましょう。一つだけではなく、複数見つけることもポイントです。

ストレスに感じている気持ちを、グループメンバーに話すことも効果的です。同じ環境で学習しているので、気持ちを理解してくれます。同じような出来事でグループメンバーも悩んでいるかもしれません。悩んでいるのは自分だけではないと感じることで、安心できることがあります。また、ストレス解消のつもりで話していたら、原因となる出来事への解決策が見えることがあります。グループメンバーと助け合いながら実習を進めることは、ストレスへの対処にも効果的です。

実習中のストレス解消法の例			
・睡眠や栄養をしっかりとる		・深呼吸する	
・好きな物を食べる		・ストレッチをする	
・グループメンバーに話す		・ジョギングをする	
・音楽を聴く		・自分の好きなことをする	
・お風呂に入る		・先の楽しみを考える	
・歌をうたう		・ペットと遊ぶ　など	

一人で悩まず問題の解決へ向けた行動も重要

　自分なりの解消法でストレスと付き合うことも大切ですが、原因によっては問題解決に向けた行動をとることが必要です。例えば、患者さんとの関係が上手くいかないことでストレスを感じていれば、気分転換をしてもストレスは変わりません。何より学習が進まなくなり、さらにストレスを感じる状況になります。学習上の課題となることがストレスの原因となる場合があるので、問題の解決へ向けた行動も重要です。グループメンバーに話すだけではなく、教員や実習指導者にも相談をしましょう。100％解決できなくても、問題が改善に向かうことで気分も変わってきます。

普段の生活からストレスと上手く付き合う方法を見つけておく

　ストレスが全くない生活はありません。普段から、ストレスと上手く付き合う方法を見つけておきましょう。ストレスを感じたときの自分自身の"からだ"と"こころ"の変調を知っておくことが大切です。

Q.23 報告・連絡・相談(ホウ・レン・ソウ)を行う際に、大切なことはなんですか?

A. わかりやすさや正確性、言葉遣い、タイミングなどに気をつけましょう。

報告・連絡・相談(ホウ・レン・ソウ)を行ううえで、大事にしてほしいことがいくつかありますので、以下にまとめます。

> **報告・連絡・相談のPOINT**
> ・報告する相手の状況に配慮する
> ・相手に伝えたい情報を整理する
> ・相手に合わせた言葉を選ぶ
> ・タイムリーな報告や連絡を心がける
> ・情報の正確性を確認する
> ・相手の意見やフィードバックに耳を傾ける

報告する相手の状況に配慮する

看護師は複数の患者さんを受けもち、何らかのケアや対応を行っている最中かもしれません。仕事をするうえでいくつかの優先順位をたてながら働いていますので、報告できる状況かを考えなければなりません。あらかじめ、「〇〇さんのことを報告したいのですが、お時間をいただけますか?」と報告する相手に確認をするとよいでしょう。

相手に伝えたい情報を整理する

報告や相談を行う前に、相手に伝えたい情報を整理してまとめておくことが大切です。まとまりがなく、結局何を言いたいのか最後まで分からない会話を思い出してください。なかなかつらいものです。必要な情報を端的に伝えることは、相手に正しく理解してもらうことができ、的確な行動に繋がります。事前にメモ帳を見返しながら整理するとよいでしょう。

相手に合わせた言葉を選ぶ

相手の職種や知識レベルに合わせた言葉遣いをすることが、円滑なコミュニケーションに繋がるといわれています。患者さんや医療の知識がない人には、相手が理解できるわかりやすい言葉で伝えるように心がけることが必要ですが、みなさんが報告・連絡・相談(ホウ・レン・ソウ)を行う相手は、医療専門職者です。共通言語である専門用語を正しく使うことを意識しましょう。

タイムリーな報告や連絡を心がける

報告や連絡を行う際には、タイムリーな情報提供が重要です。特に、患者さんの状態が急変した場合や何らかの懸念事項がある場合などは、速やかに報告や連絡を取ることが必要です。急いで報告すべきか悩む際には、まずは教員に相談するとよいでしょう。

情報の正確性を確認する

報告や連絡を行う際には、その情報が正確であることが大切です。誤った情報を伝えることは、患者さんの治療やケアに深刻な影響を与えてしまうことがあります。"たくさん""すこし"といった曖昧な表現は、主観的な表現であり、人それぞれイメージするものが異なります。"100mL/h"、"60g"といった客観的な数値で表現できるものはそれを使いながら情報の共有をはかることが必要になります。

相手の意見やフィードバックに耳を傾ける

相手の意見やフィードバックに耳を傾けることは、相手との信頼関係を築くためにも重要です。自分の意見を伝えるだけでなく、相手の意見にも真摯に向き合い、受け止めることが大切です。みなさんに有益なフィードバックを与えてくれるのが指導者である看護師です。感謝の気持ちを伝えることは大切です。相手が伝えてくれたことが理解できない場合には、自分がどのようにその言葉を受け止め、解釈しているのか(しきれていないのか)を伝えるとよいでしょう。すぐに答えがでない投げかけをされているかもしれません。そのときには、教員に相談をし、投げかけられた意味を考えてみてください。

Q.24 実施したことを看護師にどのように報告したらよいですか？

A. 誰にどのようなことが起こっているか、何をしたのか、その反応はどうだったのか、内容や評価、気づきなどを報告することが大切です。I-SBAR-Cなどのフレームワークを使うと便利です。

報告の必要性

看護学生が実施した内容を看護師に報告することは非常に大切です。なぜなら、看護学生もチームの一員であり、自分が不在のときにも継続的にケアを提供するうえで、それまでの情報が欠かせないためです。前回のケアのときにはどうだったのだろうかと、その情報をもとに新たなケアが検討されるため、学生が行ったケアの評価や気づきを報告することは意味があります。

○**事例**

Aさんのシャワー浴の場面。もともと収縮期血圧が110mmHg程度でしたが、シャワー終了後に90mmHg台へと下がりました。本人はふらつきを自覚しています。

考えられること ➡ シャワー浴後に血圧が下がりやすい？

観察を強化して低血圧に伴う「転倒・転落」に気をつける必要がある？

判断・対応方法は間違っていないか？

Aさんを継続的に評価していく必要性があるため、報告を通して関係する人に情報を伝達していかなければなりません。

報告の仕方

では、どのように報告を行えばよいのでしょうか。報告の方法は、実施したケアの内容によって異なる場合がありますが、臨床現場では、コミュニケーションを効果的に行うためのフレームワーク(枠組み)の一つとして、**SBAR／I-SBAR-C**の使用が推奨されています。

○ **I-SBAR-C**

I：識別(Identify)

　・患者さんの氏名、年齢、性別を明確に伝える

　・学生/医療スタッフ自身の名前や職種を伝える

S：状況(Situation)　➡　患者さんに何がおこっているか？

　・患者さんの現在の状況を簡潔に伝える

　・主訴や症状、生命徴候の変化などを報告する

B：背景(Background)　➡　臨床的な背景と状況は何か？

　・患者さんの過去の病歴や既往症を伝える

　・過去の治療や検査結果を報告する

A：評価(Assessment)　➡　何が問題だと思うか？

　・現在の評価結果を報告する

　・検査結果や評価に基づく診断を伝える

R：提案と依頼(Recommendation and Request)　➡　それを解決するには何をすれ
　ばよいか？

　・医師やほかの医療スタッフに対して、次に取るべきアクションを提案する

　・薬物治療、手術、検査の依頼、何をしてほしいかなどを明確に伝える

C：確認(Confirm)

　・受取人が情報を正しく理解したかを確認する

　・受取人に対して情報の要約を依頼し、その結果を確認する

報告の実際例

I：識別(Identify)

　○○大学看護学生の△△です。受けもち患者さんの6号室4ベッドのAさん　65歳
　男性について報告します。

S：状況(Situation)

　Aさんがシャワー浴後に血圧が低下し、開始前に血圧が110mmHg台あったのが、
　90mmHgとなりました。

B：背景(Background)

　Aさんは、腹腔鏡下手術後3日目で初回のシャワー浴でした。実施前は特にバイタ
　ルサインの異常もなく、通常の血圧は100〜110mmHg台で、起立時には少し血
　圧が下がりやすい傾向はありました。

A：評価(Assessment)

シャワー浴後にAさんの血圧が低下し、症状としては軽度のめまいや脱力感、ふらつきを自覚しているので心配です。しかし、意識は明瞭で、皮膚は温かく湿っています。本日の採血結果ではHb 9.5で、新規に出血がおこった可能性は低いと考えます。今はベッド上で休んでいて、少しずつ治まってきたようです。

R：提案と依頼(Recommendation and Request)

Aさんの血圧が低下していますので、今動くと転倒につながる可能性があるので、安静にしていただき、血圧を再測定し状況をモニタリングします。また、30分後に測定して報告したいと思います。可能であれば、飲水をうながして体調の改善を図ろうとおもいますが、その判断で大丈夫でしょうか。

➡　それに対して報告を受けた人からの指示や助言をもらいます

C：確認(Confirm)

Aさんのシャワー浴後の血圧低下の報告でした。Aさんにはしばらく安静にしてもらい、また30分後にバイタルサインを測定し報告するということで対応していきます。

　このような報告は、誰に何がおこっているのか、報告者が何を考えどう行動しているのか、それは妥当なアセスメントなのかが簡潔に伝わりやすいものです。看護師への報告だけでなく、医師や多職種に状況を伝えるうえでも有用なものです。日頃から意識しながら報告をするようにしましょう。

Q.25 学生カンファレンスはどのように行えばよいですか？

A. 学生カンファレンスは、学生同士が共に学び合う場です。カンファレンス開催手順に従って、準備から実施まで学生が主体的に運営しましょう。

学生カンファレンスは学びの場

看護学実習においてカンファレンスは、経験の意味づけ、グループづくりの場など、重要な教育方法のひとつとして古くから用いられています。学生にとっては、カンファレンスのやり方がわからない、苦痛・負担な時間である等、さまざまなネガティブな思いを抱くことがあるかもしれません。しかし、このカンファレンスが効果的に実施されると、いろいろな意見が交わされることで考えや学びが深まり、問題解決の方法が広がったり、自分を客観視し考え方の違いを認めることができるといった効果があります。また、これから経験するであろうことへの備えができ、自分の成長を自覚できる機会にもなります。せっかくのカンファレンスですので、自分たちの学びにつながる場にしていただきたいと思います。

学生カンファレンスを開催する場合は、以下の手順に従うことが一般的です。

テーマの決定

学生カンファレンスのテーマを事前に決定します。テーマは、学生が関心をもち議論を行うことができるものであることが望ましいです。テーマ選定に悩むときには、決め方、見つけ方の一つとして実習の目的、目標に立ち返ってみましょう。受けもち患者さんがいてもいなくても、そこにテーマのヒントがあるはずです。

・学生が共通して関心のあるもの
・計画や実施の評価
　・患者さんへの介入でうまくいかず困っているもの
　・ほかの人にアドバイスを求めたいもの
　・うまくいったこと/うまくいかなかったこと

- ・安全・安楽・自立の観点から振り返ってみたこと
- ・他職種との連携の取り方
- ・病院という環境、療養環境について
- ・患者さんのプライバシーの保護について　など

参加者の確認

当日の参加者を整理します。手術見学などでカンファレンスに参加できない人もいるかもしれません。また、実習指導者や教員以外の参加者があるかもしれません。参加人数を明確にしておきましょう。

発表者・司会・書記の役割決定

テーマの決定、参加者の確認とあわせて、発表者を選定します。発表者は、事前にグループメンバーと相談を行い、選ばれた人たちが発表を行います。発表者は、ディスカッションするうえで必要な資料を準備しておくことが望ましいです。

スケジュールの確認

カンファレンスの時間調整をします。何時から開始するのかを事前に決定し、その時間に集まれるように参加者の当日の行動計画を組み直してもらいます。学生だけでなく、実習指導者・教員の参加が可能かを事前に確認し、開始時間を伝えておくことも必要です。また、カンファレンスに必要な資料がある場合には、その印刷時間も含め、何時までにそれを渡すのか教員との調整も必要になります。実習時間は限られていますので、カンファレンスの開始と終了時間、どのような時間配分で進めるのかを事前に決めておきましょう。

会場の準備

忘れがちなこととして、時間は決めたけど、どこで実施するかを決めていなかった、ということがあります。カンファレンス場所としてどこを確保できるかは、実習指導者や教員に事前に確認するようにしましょう。プロジェクターやスクリーンを使うこともあるかもしれませんが、その場合には必要備品も事前に準備しておくとよいでしょう。

カンファレンスの実施

　カンファレンスを実施します。スムーズな進行にはそれぞれ事前に決めた役割を遂行し、時間管理を行いながら進めることが大切です。特に大事なのは、参加者が主体性をもって参加することです。実習指導者や教員からの評価を気にするのではなく、自分たちが自分たちの学びのために行っている時間であることを意識することが大切です。友達とのやりとりではなく、ここでは共に学び合う学生同士が個々に考えを発表し合うオフィシャルな場であることは忘れないようにしましょう。

カンファレンスの終了

　カンファレンス後、翌日からその学びを活かすことが理想です。参加者が、何を感じ学んだのか、どう活かしていけそうかを発表し終了できるとよいでしょう。カンファレンス中、一言も話さなかった学生がいないようにできるとよいです。最後には、より広い視点から実習指導者や教員からコメントをもらうとさらに学びにつながります。参加者にとって気持ちよく終われるよう、挨拶をしっかり行い終了としましょう。

Column	看護師国家試験対策として

　成人看護学実習には、急性期および慢性期看護学実習が含まれており他領域より単位数が多いことから、看護師国家試験での出題範囲は広く、出題数も多いです。実習の事前学習内容を整理したり、実習で学んだことをノートにまとめて積み重ねていくことが、看護師国家試験対策に役立ちます。

　実習中は自分の受けもち患者さんの看護実践に集中するのは当然ですが、実習グループメンバーが受けもった患者さんの疾患、病態、看護についても学習しておきましょう。一つひとつ丁寧に学習を積み重ねることで、看護師国家試験の状況設定問題などに対応できる知識を補強することができます。

Q.26 担当の看護師にどのように声をかけたらよいですか？

A. 学生としてどのように声をかければよいかは、自分が声をかけられる立場なら「どのような学生からどのように声をかけてほしいか」という問いに変換して考えてみると見えてくるものがあるでしょう。

担当の看護師へ声をかけることは、みなさんがドキドキする場面の一つでしょう。下記のポイントを意識しながら自分から積極的に声をかけることが大切になります。Q23、24と重複する部分がありますので、そちらも参照してください。

声かけのPOINT
- 元気に挨拶から始める
- 目的を明確にする
- 時間に余裕をもって声をかける
- 聞き取りやすく適切な言葉で話す
- 感謝の気持ちを示す

元気に挨拶から始める

まずは丁寧な挨拶から始めることは、人間関係の基本です。積極性をもって、自分の存在をアピールすることが大切になります。暗い雰囲気より、元気で快活な方が印象はよいですよね。本来の自分の性格とは異なるかもしれませんが、相手とコミュニケーションをとる際には、自分の見せ方を意識することも大切なことです。

目的を明確にする

どのようなことについて相談したいのか、明確に目的を伝えることが大切です。あらかじめ、伝えようとする事柄を整理して、簡潔にまとめておくとよいでしょう。

時間に余裕を持って声をかける

看護師は多くの業務をかかえている場合が多いのも事実です。相手への配慮として、時間に余裕をもって声をかけるようにしましょう。あらかじめ、「今、声をかけても大

丈夫ですか？」と前置きをすることで、相手には自分のことを配慮してくれているという印象を与えます。「あと20分後でいいですか」といった、具体的なことばが返ってくることでしょう。

聞き取りやすく適切な言葉で話す

ぼそぼそと話すより、相手が理解しやすい声と言葉で話した方が、意図が伝わりやすくなります。言葉のトーン、口調・表現（決して友達口調で話すのではなく、社会人としての適切な言葉を選びながら）を意識することが必要です。

感謝の気持ちを示す

忙しいなかで時間を割いてくれたことに対して感謝の気持ちを示すとよいでしょう。「ありがとうございます」と言われて嫌な人はいません。武道に限らず、人間関係も「礼に始まり礼に終わる」は非常に大切な教訓となります。

以上のようなポイントを意識しながら、丁寧かつ明確なコミュニケーションを心がけると、お互いが気持ちよく対話をすることができるでしょう。

Q.27 行動計画の変更が必要になったとき、どうしたらよいですか?

A. 患者さんの状態・状況によっては、行動計画の変更はあり得ることです。丁寧に振り返り、変更になった理由を明確にして、患者さんに合った代替案を立てて、行動計画を修正します。

行動計画の変更は丁寧な振り返りから

学生が立案してきた行動計画に変更が必要になることは、よくあることです。「夜中に患者さんの状態が大きく変わった」、「予想以上に患者さんの回復が早く安静度や必要な処置が変わっていた」、「翌日の患者さんの予定をしっかり把握できていなかった」等が原因となり発生することがあります。

患者さんの状態が良くなり計画が変更になることはいいことですが、情報収集不足や十分なアセスメント・予測ができておらず行動計画に修正が必要となる場合には、まずそこを丁寧に行う必要があります。患者さんの状態把握や予定されている回復経過(クリニカルパス等)についての整理は別の頁に譲りますが、ここでは実際の対応方法について整理します。

> **行動計画変更時のPOINT**
> ・変更が必要になった理由を明確にする
> ・代替案をいくつか考える
> ・教員、担当看護師に相談し計画を修正する
> ・計画を実行・評価する

変更が必要になった理由を明確にする

まずは、変更が必要になった理由を明確にすることから始めましょう。そして、その理由に基づいてどのような変更が必要かを考えることが大切です。

例えば、午前中に清潔ケアとして全身清拭を予定していたが、検査やリハビリテーションが入っており、計画通りに行動できなくなったとしましょう。その場合には、検査やリハビリテーションが入っていたという事前の情報収集が不足していたことが原

因になります。それならば事前に情報を得るように次回からは気をつければよいのです。しかし、予定されていない検査や処置が入った場合には、その理由があるのかもしれません。例えば、呼吸回数が増え、SpO_2が低下しているという状態の原因検索目的で、胸部X線検査がオーダーされることがあります。また、深部静脈血栓を疑い下肢の超音波検査が行われたり、CT検査が行われることもあります。このような場合には、清潔ケア以上に身体評価と原因の特定は治療上優先されます。理由によっては、身体を積極的に動かし無気肺を予防していく必要性があるかもしれないですし、逆に肺炎や肺血栓塞栓症のような病態では安静にしなければならないかもしれません。患者さんの状態把握が何より重要になります。

代替案をいくつか考える

計画変更が必要な場合には、その理由次第でどのように修正すればよいかが決まってきます。先の例でいうと、午前中に予定していた全身清拭は、無気肺が影響してSpO_2が低下していた場合には、酸素化の維持を確認しながら、無気肺を解消していくためのケアを取り入れていく必要があります。時間を午後にずらしてでも身体を動かす活動を取り入れながら清潔ケアを行うことがよいかもしれません。しかし、肺炎で発熱し、酸素需要が高まっている場合には、無理に清潔ケアを行うのではなく、部分清拭あるいは陰部洗浄に切り替えた方がよいかもしれません。

計画変更するうえでは、予定していた計画の時間を後ろ倒しにすればよいだけなのか、そもそも実施困難なのか、患者さんのその日の予定と擦り合わせを行いながら考えていくことが重要です。午後に予定されていたイベントはあるのか、時間や日付をずらせるものがあるのか、何を優先にすべきか順位付けが必要になります。さらに、限られた実習時間のなかでどこまで自分ができるのか、看護師にお願いできることがあるのか、いくつかの代替案を想定しながら整理することが必要になります。

教員、担当看護師に相談し計画を修正する

変更が必要になった理由と、どのように変更できるかという代替案をもって、教員、実習指導者に相談しましょう。なぜ教員と担当看護師かというと、患者さんの一日の流れを一番把握しているのが担当看護師だからです。さらに、限られた実習時間のなかで効果的な学びをマネジメントしてくれるのが教員だからです。後ろ倒しにした清潔ケアとカンファレンスの時間がかぶってしまい、調整が必要になるかもしれません。その際、どのようにカンファレンスに参加すればよいのか、患者さんの都合とは別のところ

での調整も必要になります。

相談する際には、どの部分で悩んでいるのか、また具体的な変更点を説明すること、さらに自分は何を優先させどう変更すればよいと考えたかを説明することが大切になります。必ず相談にのってくれる人がいますので、安心して一緒に計画を修正するとよいでしょう。

計画を実行・評価する

変更した計画に基づいて、実際にケアを実行しましょう。変更した計画と実施したケアの有効性や効果を評価し、必要に応じて再度変更することも考えましょう。また、予定と実際の行動にどの程度違いがあったのか、どれだけ時間がかかったかは、次の計画立案時に役に立ちますのでペンの色を変えて記録しておくとよいでしょう。

学生に限らず、看護師になっても計画変更はよくあることです。予定していた通りに運ぶことはむしろ稀かもしれません。何度もこのような経験を重ねながら、起こりやすいことやその可能性の材料を得て、状況に対応できる柔軟性を身につけていきます。

最後に、ぜひとも心に刻んでいただきたいことをお伝えします。それは、あくまでも私たちは患者さんに合わせた行動をとるべきであり、自分の思い通りにならないことでイラついたりする姿勢はナンセンスということです。推論と判断を駆使しながら、先読みしながら行動できるように頑張りましょう。

Q.28 最終カンファレンスでの振り返りはどのようにしたらよいですか？

A. 最終カンファレンスは、実習最終日に開催されます。実習を通しての学びを発表して互いに深め合う場です。事前準備を整え、規律を守って参加しましょう。

最終カンファレンスとは

　最終カンファレンスは、臨床実習を通しての学びを発表し互いに深め合う場です。行き当たりばったりではなくしっかりと準備をして、中身のあるカンファレンスを行いましょう。最終カンファレンスでは、実習指導者だけでなく看護師長も同席することがあります。失礼のないように気を配り、成長した姿を見ていただきましょう。カンファレンスの流れとしては、一人ひとりが発表とそれに対する質疑応答を行い、最後に実習指導者や看護師長からのコメントをいただくというのが一般的です。

事前準備

○ 日時や場所、役割を決める

　司会や書記、タイムキーパーなどの役割分担をしておきましょう。何時から何時までどこで行うのか、全体の時間から一人あたりの発表の時間を割り出します。看護学生以外の参加者は誰なのか、その人たちからコメントをもらうのか、それによっても発表時間は変わってきます。

○ 関係者へ連絡をする

　日時が決まったら、臨床指導者や看護師長など、自分達以外の参加者へ早めに連絡をして参加の有無を確認し、場所を借りる許可を取りましょう。また、予定が変更になった際には速やかに連絡すること。病棟の参加者はカンファレンスに参加するために、それぞれの業務を調整していることを忘れずに。最低限のマナーです。

○ 形式と流れを把握する

　カンファレンスでは、一つのテーマについて、グループメンバーが一人ずつ発表していく形式や、誰かの経験(学んだこと、困っていることなど)を皆で共有して深める形式などがあります。最終カンファレンスは前者にあたります。この形式でよく見受けら

れるのが、一人の発表に対して「何か質問や意見はありませんか？」と司会者が呼びか
けてもシーンとしてしまい、「では、ないようなので次の人…」とその人の発表は終わ
り。あっても一問一答、というパターンです。これでは、ただの報告するだけの会にな
ってしまいます。制限時間もありますが、積極的に意見交換ができるように、全体の
流れを把握しておきましょう。

○ **発表の準備をする**

　個々の発表時間や流れを把握したら、発表の準備を行います。内容は決まりごとが
あればそれに従います。特になければ、次のようなポイントを参考に発表しましょう。

① 　自分の名前と患者さんの名前：「(患者さん名)さんを受けもたせていただいている
　　　○○です」

② 　患者さんの病名と治療、苦痛(身体的、精神的、社会的な苦痛)の状況

③ 　そこから考えた看護問題や看護診断

④ 　どのような看護をどのように工夫して実施し、どのような結果を得たのか

⑤ 　自分が行った看護の評価

⑥ 　実習を通して学んだことや今後の課題

　特に、患者さんの個別性(ADLの制限や認知の状況、併発している他の病気、価値
観、退院先など)に合わせて、どのように工夫したのかという点をしっかりと伝えられ
るように準備するとよいと思います。準備の段階で実習を振り返り、疑問に思ったこ
とや学んだことについてしっかり考えておくと、他の学生はどうだろうか、という他者
への関心が高まり、積極的に意見を伝えることができます。

○ **配布物や会場を準備する**

　カンファレンスで配布する資料を用意する場合は、事前にコピーを人数分用意しま
す。そして、発表の順番を決めて、その順に並べてから配布しましょう。また、会場の
準備を事前に行い、参加者を座る席にスムーズに案内できるようにしておきましょう。

カンファレンスでの注意点

○ **けじめを忘れずに**

　司会者は、開始時間になったら開始の挨拶をし、カンファレンスの目的、進行、時
間を参加者に伝えます。また、終了後には、「これで最終カンファレンスを終了します」
と宣言し、必ず参加いただいた方に感謝の言葉を伝えるようにしましょう。

○ **約束事を守る**

　中身のあるカンファレンスをしましょうと冒頭でお話しました。そのためには全員が

協力し合い、約束事を守ることが必要です。役割を与えられた人は、その役割を遂行すること、発表者は制限時間を守ること、また、積極的に参加することの大切さについてお伝えしました。さらに、とても重要なこととして、人の話を聴く際に守るべき態度があります。

一つ目は、**ほかの人の発表に耳を傾ける**ことです。居眠りをしたり、関心のない態度をとるのは問題外ですが、自分の発表で頭がいっぱいなのも困ります。準備不足では、ほかの人の発表に集中できなくなります。聴いていなければ質問もできないので、事前にしっかりと準備を整えておくようにしましょう。

二つ目は、**否定したり揶揄したりしない**ことです。途中で口をはさまず、発表は最後まで集中して聴くこと。自分の考えと合わなくても、強い口調で否定したり、からかうような態度は厳禁です。そして、質疑応答の時間になったら、相手を傷つけることなく、**アサーティブ**に意見を言うようにしましょう。看護師として仕事を始めたら、いろいろなカンファレンスに参加することになります。つまり、これも大切な訓練の一つなのです。

アサーティブなコミュニケーションを**アサーティブネス**といいます。アサーティブネスとは、自分の考え、欲求、気持ちなどを率直に、正直に、その場の状況にあった適切な方法で述べること。自分も相手も大切にする自己表現方法です[1]。自分の意に反する意見を言う人がいると、つい自分の意見を押し通したくなってしまうものですが、感情的になるのではなく、「私は○○○だと思います」とI（アイ）メッセージで発言しながら、お互いに気持ちや考えを出し合い、譲り、譲られながら双方が歩み寄ります。インフォームドコンセントでも重要な合意形成には欠かせないコミュニケーションの態度です。

引用文献
1) 平木典子, 沢崎達夫, 野末聖香 編：ナースのためのアサーション. pp.1-2, 金子書房, 2008.

Q.29 実習後の「自己評価」はどのようにしたらよいですか？

A. 実習終了後の自己評価は、実習の目的・目標を達成できたか、評価項目ごとの評価基準に沿って、もう一人の自分を意識して評価しましょう。

自己評価の意味

インターネット上で入力するものや用紙に記載するものなど、教育機関によって自己評価のシステムは異なりますので、指示された方法で自己評価を行ってください。多くは、実習の目的を達成できているか等、項目ごとに評価基準が設けられていると思います。自分をどう評価するかというのは難しいかもしれませんが、教員が一方的に評価するのではなく、看護学生が自分自身で実習を振り返り、自己評価を行うことは重要な意味をもちます。まずは、その理由からお話します。

評価面接のQ30でもふれていますが、看護師にとって客観性はとても大切なスキルです。安全に多くの業務を遂行するためには、感情に振り回されず冷静にもう一人の自分が自分を見ているような視点をもつことが必要とされます。ここでは、自分が評価項目についてどのような経験をしたのか、目標に対してどの程度達成できたのかについて確認しながら振り返ることが求められています。ほかの領域も含め、実習の間に繰り返し行うことで、自分を客観視する訓練を積んでいることにもなるのです。

もう一人の自分Aの目を通して振り返る

実習後の自己評価では、「もう一人の自分が自分を見ている視点」を意識しながら、実習を振り返るようにしましょう。本来の自分は苦難の連続だったと感じて落ち込んでいても、もう一人の自分Aは、そのような経験を得たことでスタート時点からは確実に成長していることに気づくかもしれません。とはいっても、具体的にどうすればよいかわからない場合は、もう一人の自分Aに話しかけ、対話しながら評価を進めてみましょう。一人の時に行えば、口に出しながら行っても恥ずかしくありません。ちなみに、このように、一緒に自分の行動を見届けてくれるもう一人の自分Aという存在を、ウィットネス（立会人）、オブザーバー（観察者）といいます。

　自己評価は客観性を養う訓練でもあるとお伝えしました。自己評価を終えたらそれで終わりではなく、もう一度振り返ってみてください。「また別の自分が見たら、同じ評価をするかな」という視点が大切です。どうして見直すかというと、客観性に欠ける（もう一人の自分Aと適切な相談ができなかった）場合、過小評価や過大評価をしてしまい、その結果、教員の評価との間に大きなズレが生じてしまうことがあるからです。落ち込んでいると、至らなかったところばかりが印象に残り、自分の感情が勝ってしまうことがありますが、反省点ばかりではなく自分の成長もしっかりと確認しておきましょう。かといって、意味もなく高い自己評価では、実習指導者や教員のアドバイスを素直に受け入れることができにくくなります。そこで、再度見直して、等身大の自分を反映させることができているかについて確認しましょう。もう一人の自分Aとはまた別の自分Bにチェックしてもらうというのはとても有効な手段です。

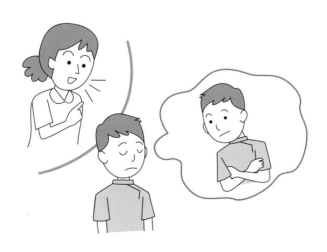

Q.30 評価面接に向けてどのような準備をしたらよいですか？

A. 事前に実習の目標が達成できたか、取り組んだことを振り返り、実習での学び、今後の課題について整理して、評価面接に臨みましょう。

評価面接の目的

評価面接では、担当教員が看護学生一人ひとりと面接を行い、実習での学びや成果、問題や課題を中心に話を進めます。そして、看護師を目指すにあたり、さらに伸ばしていくとよい点や、改善するとよくなる点などを教員と学生が共有し、具体的な改善策を一緒に考えたり、指導したりします。面接の目的は教育機関によって異なるかもしれませんが、共通するのは、看護師を目指す看護学生としての成長を図ることやモチベーションを上げること、また、成果物の内容の確認とその評価です。評価のしくみは教育機関によって異なりますが、一般的には①実習の目標をどのくらい達成できたか、②看護技術や知識を駆使して、適切に提供することができたか、③看護学生にふさわしい倫理的態度だったか、仲間と協調できたか、の3点が評価の中心になっていると思います。

面接と聞くと身構えてしまうかもしれませんが、決して悪いところだけを指摘して反省を促すために行うものではないので、必要以上に緊張することはありません。

実習中に振り返りを行い、自己評価をしておく

事前に自己評価表は渡されているでしょうか。渡されているのであれば、実習前に必ず目を通して、どのような学習が求められているのか、ポイントを押さえながら実習に臨み、実習中も、時々見直すとよいでしょう。評価表が手元になければ、オリエンテーションで説明を受けた成人看護学実習の目的や目標を確認しておきましょう。

もし、途中で中間評価を行うことになっている場合は、評価表の項目をその時点でどの程度達成できているのかを振り返り、自己採点してみます。中間評価を行わない場合は、週末には評価表や実習の目的、目標を見て振り返り、自己採点してみることをお勧めします。自分の実習状況を客観的に見ることで、残りの時間でどのように実

習を進めるとよいか考えることができます。そして、この作業をすることによって、評価面接で自己採点の理由を整理して伝えられるようになります。

　また、教員の評価との差が大きいと、客観的とはいえなくなってしまいます。実習中に指導を受けたけれどよくわからないということがあったら必ず確認し、改善しながら進めていきましょう。

自分のよい面にも目を向ける

　実習に真剣に取り組むと、時に自分のゴールを高く掲げすぎてしまい、反省点ばかりに目が向いてしまうことがあります。先ほどもお伝えしたように、反省を促すだけのために面接をするわけではありません。面接では、教員から評価を聞いて、今後どうしていきたいか、今回の学びをどのように活かしていくか、これからどのようなことにチャレンジしていくのか、ぜひ、ポジティブな考えも用意しておきましょう。

実習はまだ終わっていない

　評価面接は臨地実習を終えてから、学内で行うことが多いと思います。学内に戻ると、途端に緊張感がなくなってしまう看護学生がいます。臨地実習の反動なのか、教員に対して友人のような感覚をもってしまうようです。面接はあくまでも実習の一部ですから、マナーを忘れず、適度な緊張感をもって臨んでください。臨地実習を経験して、人としても成長した自分を見てもらいましょう。

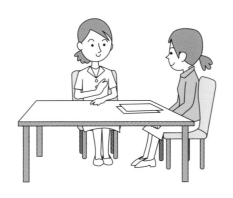

第3部

臨床指導者からの
エール

1 臨床の実習指導者からのエール

1 急性期病棟の実習指導者

三谷ゆかり

　皆さん初めまして。現在、私は外科病棟とGHCU（general high care unitの略称で、手術後の患者様が主な対象）の混合病棟に所属しています。そのため、よく看護学生の急性期看護学実習を多く受け入れています。

　実習に来て皆さんが驚いているのは、患者様の状態が一日の間に大きく変化することです。術後翌日に離床をしている姿や、合併症等による状態悪化・改善の姿など、ペーパー・ペイシェントではできない体験に苦手意識を覚える看護学生もいるでしょう。しかし、看護過程を展開していくと必然的に病態が整理でき、関連図から問題点がみえてきます。と言っても、それが大変なんですよね。

　今回、私がかかわったなかで紹介したい事例があります。A氏は80代男性で大腸がんの手術予定で入院しました。既往に慢性腎臓病、心機能低下がありました。手術前日からかかわり、笑顔で手術に出棟していきました。しかし、術後心不全を発症し、腎機能の悪化もみられたため一時的にCHDF（持続的血液濾過透析）を行うことになりました。受けもっていた学生は術後の姿にショックを隠しきれませんでした。日々変化する状態についていけず、何が起きているのかがわからないという気持ちが大きかったと思います。急性期は日々状態が変化するため、しっかり日付や時間を意識した看護展開をすることが重要になります。アドバイスを重ねながら関連図が完成したときにはバラバラだと思っていた一つひとつの事象がつながっていることに気づき、学生の笑顔をみることができました。

　実習はペーパー・ペイシェントと違い、学生一人ひとりが患者さんを受けもちます。そのため、一人で学習しなければという気持ちになるときがあるかもしれません。しかし、そんなことはないのです。困ったときはカンファレンス等を利用して、私たち実習指導者や教員、ほかの学生を頼ってください。実習で大切なのは「**振り返ること**」だと思います。私たちが見守っているなかでどんどん挑戦してみてください。そして、その挑戦が患者さんにとって優先されることだったのか、ほかに方法はなかったか等みん

なで意見を出し合い、同じグループの学生の症例からも吸収して、互いの成長につなげていきましょう。応援しています。

② 慢性期病棟の実習指導者

佐藤裕子

　約20年前になりますが、私は成人看護学の慢性期看護実習を現在働いている聖マリアンナ医科大学病院で行いました。糖尿病の患者さんを受けもったことを今でも鮮明に覚えています。

　私が担当した患者さんは50代の男性、会社員。数年前から糖尿病を患い血糖値をうまくコントロールができないことで、精査、治療の見直し、生活指導を受けるために入院されていました。患者さんは冗談をたくさんおっしゃる方で、「家が近いから散歩がてら帰ってくるかな」が口癖でした。看護学生の私としては実際にそんなことされたら困るという思いから、所在確認のためにも必死でベッドサイドに足を運びました。それが功を奏したのか、頻繁に足を運ぶなかで、患者さんは仕事が忙しく食生活はぼろぼろ、運動する暇もなく、病気と向き合うことがなかなかできないでいることを知りました。冗談を言う患者さんからは想像できないほど、大変な生活を送られており、成人期で働き盛りにもかかわらず、見えない病気を抱えて生活していくという大変さを痛感しました。それをきっかけに、「患者さんと一緒にできることは何か」、「どのような指導が必要か」を考え、疾患の勉強にもますます身が入ったのを覚えています。この患者さんを通し、慢性期の患者さんは、疾患だけではなく、その人の生活や人生について知るという大切なポイントがあるとわかった瞬間にもなりました。実習は大変でしたが、今の看護の基盤になった出来事の一つとなりました。

　現在、私は脳神経外科病棟と脳卒中集中治療室（SCU：stroke care unit）の主任となり、実習指導者もしています。2020年から3年間は思いがけないコロナ禍で学生の皆さんも実習の機会が少なくなるなど大変な状況であったと思います。そのため、実際最近の実習では、ベッドサイドに行っても「会話がもたない」、「話すきっかけはどうしたらよいか」などと悩んでいる学生を目にします。脳神経系の疾患の患者さんは意識障害や失語があるためなおさらです。学生の話を聞くと共通しているのが「とにかくベッドサイドに行く自信がない」ということです。そういうときはまず疾患の勉強をしっかりやってみるようにと、声をかけるようにしています。患者さんの疾患を学ぶことで、受けもちの患者さんに何が起きているのか、症状は何かなどを理解できます。観察点

を押さえることで、声をかけるポイントにつなげられます。そうすると、患者さんからは自分のことを理解してくれていると安心された様子がうかがえ、信頼関係の構築につながります。意識状態が悪ければ答えられませんが、その患者さんに合ったケアの提供に結びつけられます。誠意は伝わるものです。そこから患者さんの病気に対する思いや不安を聴き出すきっかけにもなるかもしれません。

　実習は多くの人たちとかかわったり、初めて体験することがほとんどでわからないことが多いなど、大変だと思いますが、実習で体験できたことは、看護師になったときの看護の基盤につながりますので、大切にしていただきたいと思います。ベッドサイドに行くための準備として疾患の勉強、そしてベッドサイドに行くための一歩を踏み出す勇気をもってぜひ実習にいらしてください。

❸ 急性・重症患者看護専門看護師、集中ケア認定看護師

藤野智子

　急性期看護実習は、看護過程展開を伴う最初の実習として位置づけている学校が多いと思います。臨地(病院)という慣れない場や、多くの医療スタッフとのかかわりに緊張が高まるだけでなく、電子カルテを使うことで情報収集などが思うように進まず、焦ることもあるかもしれません。さらに患者さんの病態変化は、想像をはるかに超えた早いスピードですので、どうしたらいいか困ってしまう学生も多いのではないでしょうか。しかし、すべての看護師は、この過程を経て修学してきていますので、皆さんも大丈夫。必ず乗り越えられます！

　私からは、急性期の認定看護師・専門看護師の立場から、皆さんにエールを送ります。

　皆さんが、臨床での実践経験を重ねた後、**キャリア選択**の一つとして、日本看護協会が認定する認定看護師・専門看護師という道があります。(表1)

　認定看護師と専門看護師は、入学の段階で5年以上の臨床経験があるか否か、専門教育機関か大学院教育かという違いに加え、それぞれに果たす役割も異なります。

　私の個人的な経験と日本看護協会の掲げる役割をもとにすると、より臨床現場で看護ケアに精通したいという場合は、**認定看護師**が役割発揮に合うと思いますし、組織やチーム全体に働きかけることで、医療や看護をダイナミックに展開したいという場合は**専門看護師**が合うと思います。

表1

	認定看護師	専門看護師
特定分野 （2022年12月現在）	21（2026年でA課程の教育課程修了以後、B課程のみ19分野に集約）	14
役割	・実践 ・指導 ・相談	・実践 ・相談 ・調整 ・倫理調整 ・教育 ・研究
受験資格	看護師免許取得後、実務経験が通算5年以上、うち3年間以上は認定看護分野の実務研修を有する	各大学院の規定による
教育課程	認定看護師教育機関	日本看護系大学院修士課程
資格申請要件	教育課程または外国において同等と認められる教育課程を修了していること	1）日本看護系大学院修士課程修了者で、日本看護系大学協議会が定める専門看護師教育課程基準の所定の単位を取得していること 2）実務経験が通算5年以上あり、うち3年間以上は専門看護分野の実務研修を有する。
資格更新	5年ごと	
HP	https://www.nintei.nurse.or.jp/nursing/qualification/vision/cn/index.html	https://www.nintei.nurse.or.jp/nursing/qualification/vision/cns/index.html

　具体的に説明すると、両資格とも役割の最初にあげられているのは「**実践**」で、**卓越した臨床実践**が提供できることが大前提です。つまり、分野の最新情報やエビデンスを踏まえ、患者さんや対象者の状態を的確にアセスメントし、安全で安楽な看護ケアが提供できる力が必要です。

　急性期を例にすると、重症患者さんの多くは、鎮静下で人工呼吸器を使用しており、自ら苦痛や状態変化を訴えることができません。よって、心電図をはじめとした各種のパラメーターの数値をもとに、患者さんの状態変化を「察知」し「アセスメント」したうえで「看護ケアを選択」する力が重要となります。また、判断ミスが患者さんの生命予後にかかわる重大事象となり得るため、異常の早期発見や重症患者さんの看護ケアと一言で言っても、複雑で多岐に渡ることがわかるでしょう。これらを的確かつ細部にわたり安全・安楽に実践してこそ、卓越した実践といえます。

　次にあげられている役割の「**相談**」は、看護師や患者・家族を対象として実施します。ケアの内容や治療の意思決定などさまざまな内容に対応できるよう、コンサルテーショ

ン技法を使って対応します。

また、認定看護師では「**指導**」、専門看護師では「教育」が役割とされており、よりよい看護ケアが実践できる看護師らを育成する目的で、看護師や看護学生への教育指導を指します。

さらに専門看護師は、看護チームや医療チームなどへ働きかけ、よりよい医療・看護を提供するためのコーディネーションを行う「**調整**」や、患者・家族の意思決定支援、医療の場で発生する倫理的問題への対応を行う「**倫理調整**」のほか、「**研究**」の役割もあります。

これらすべての役割は、患者さん・家族によりよい医療・看護を提供するために、臨床現場に存在するあらゆる事態に率先して対応することを示しています。

認定看護師、専門看護師、いずれも資格を取って終わりではありません。**更新制度**がありますが、それ以前に日々の実践に加え、継続した**自己研鑽**を重ねてこそ生きる資格となります。逆にいうと、資格だけ取っておこうという方にはお勧めできない資格ともいえます。自身がよりよい看護ケアを提供したい、より医療チームとも連携したいという方は、臨床経験6年目になったとき、ぜひ進学することを検討していただけたら嬉しいです。みなさんが臨床で活躍できる日を楽しみに待っています。

 緩和ケア認定看護師

沼里貞子

職業選択という、ある意味で人生の岐路において、皆さんは、どのような思いで看護師を目指し、看護を学び始めたのでしょうか？

私は、大志を抱いて看護師を目指したというわけではありませんが、長い間、ほかの職業に目を向けることなく、また迷うこともなく看護師を続けてきました。それは、看護を学び始めてからその奥深さに触れたことや、大志を抱く仲間とともに学べたこと、支えてくれる教員がいたこと、そして、実習で出会った患者さんや多くのスタッフ、その方たちの導きがあったからこそこれまで看護を続けることができたと思っています。

看護は、決して楽でやさしい仕事ではないことを感じている方も多いと思います。私の身近に「看護って素晴らしい仕事なんですよ」と話す大先輩がいます。それは看護が、"いのちの誕生から、守り、育み、成長の促進と健康回復への支援、そして、その最期と、家族やスタッフのグリーフケア"に関わることできる仕事であり、突然の困難

な出来事に遭遇した人々の最も近くでかかわる唯一の医療職であることを意味しています。ですから、この仕事が簡単で楽なわけがありませんし、そうであってはならないと考えています。

　私自身、これまでに"いのちに向き合うこと"がとても困難な時期がありました。なぜ向き合うことが難しくなってしまったのか、そのことに向き合おうと挑み、目指したのが「緩和ケア認定看護師」の資格取得でした。認定看護師を取得するまでの過程ももちろん簡単なことではありませんでしたが、そこでも仲間が増え看護の可能性が広がり、多くの医療職との関係が生まれました。医療のなかでの看護師の役割を再認識することができ、今も看護へのモチベーションにつながっています。

　看護は対人援助職です。患者さんや看護師同士とのかかわりから学びを得て、自身を成長させていくことが求められる仕事です。さらに、他職種など、患者さんとご家族をとりまく周囲の方との関係を調整することが必要になってきます。患者さんとご家族の最も近くにいる看護師として、そのニーズを把握し、求められている医療を提供していくために、チームの中で役割を果たしながら看護師として成長していきましょう。自身とチームの成長を目指し、目標を刻みながら進んでいくことが必要なのだと思います。私自身もその過程にいますが、成長目覚ましい新人看護師に毎年出会えることが楽しみです。

　最後に恩師の言葉を学生の皆さんに送りたいと思います。ぜひ、患者さんの幸福とご自身の幸福を求めながら、看護を続けましょう！

⑤ 皮膚・排泄ケア認定看護師

野副陽子

　私は、皮膚・排泄ケア認定看護師を取得し15年目になります。

　看護学生時代はどちらかというと落ちこぼれ組で、臨地実習でもいつもギリギリラインの私でしたが、入職後は希望していた消化器外科病棟に配属になり、先輩方にいろいろご指導いただきながら消化器外科看護を必死で学び、日々患者さんとかかわってきました。そのなかでも、ストーマ（人工肛門・人工膀胱）を造設した患者さんのケアにかかわることが多く、患者さんが葛藤しながらストーマを受容していく過程に携わってきました。

　当時は、術後の離開創の処置や褥瘡などの創傷処置を、どうしたら早く治癒するのか、あれやこれやと医師と一緒に試行錯誤しながら創傷ケアに取り組んでいました。創

傷処置は治癒したのか悪化したのか、私たちのケア方法が一目瞭然で評価できることもあり、創傷処置やストーマケアにやりがいを感じ楽しくなりました。特にストーマケアについては、医師は手術でストーマを造設しますが、その後の患者さんのケアは看護師に任されています。私たちのアセスメントやケア次第で、ストーマ周囲に皮膚障害が生じていないか、排泄物の漏れを体験し嫌な思いをさせてしまわないかなど、患者さんの日常生活や退院後の生活の質まで左右する重大なケアです。もっと正しい知識と技術をもって、患者さんをサポートしたいと思い、さらに看護師3年目のときには父がストーマ保有者となったこともあり、「皮膚・排泄ケア認定看護師」の道を目指しました。

　今では、徐々にストーマに慣れて日常生活が少しでも手術前に近づくことができたり、楽しそうに日々の出来事を話してくださる患者さんとストーマ外来でお会いすることが、私の癒しの時間になっています。

　学生時代は落ちこぼれでも、こんなに成長でき（？）、辞めずに継続しているのは、今までご指導くださった看護師長や先輩方、一緒に過ごしたスタッフ、ストーマ保有者をはじめ患者さんなど、多くの方から元気をいただいているおかげと感謝しています。

　いろいろなことが「面倒くさいなぁ」と思うときがありますが、「やってみたらできた！」、「やればできる！」そんな毎日を繰り返しながら、あっという間に四半世紀以上が過ぎました。

　看護は本当に奥深く、まだまだわからないこともたくさんありますが、本当に楽しいです。皆さんと一緒に明るく働くことができる日を楽しみにお待ちしています。

2 臨床教員からのエール

1 急性期看護学実習

津田泰伸

　学生のみなさん、こんにちは。この書籍を手にしている人は、おそらく看護学実習中あるいは実習前後の時期に、学習を深めるための副読本としてこの本を活用されていることと思います。ここでの文章は、ちょっと勉強につかれた際の読み物として気軽に読んでいただければ幸いです。記録を整理するのに一生懸命であるならば、そちらを優先に。

　さて、私は日々臨床で働いていますが、看護学実習の際には、みなさんの学習を促進する役割：臨床教員として主に成人看護学実習に携わってきました。実習指導者とは異なり、その期間は大学教員としてみなさんを引率しながら、指導させていただくわけですが、一緒に患者さんの看護を行いながら私自身改めて学ばせていただくことが多くあります。

　看護学実習とは、これまで学んできた知識や技術を、臨床という場で応用しながらさらに学習を深めていく実践的な教育の場になっています。特に急性期看護学実習は、看護学実習のヤマ場ともいわれ、主に周術期看護を通し、病態（特に生体侵襲反応や起こりうる合併症）を予測しながら、回復を促すかかわりをしていくことになります。「自分にできるのか？」「もっと学習しないといけないな」と悩み、不安になることも無理はありません。ただ、今臨床でバリバリ仕事をこなしている看護師たちも同じように実習を経験してきて今があるのです。言い方が悪いかもしれませんが、最初から「できなくって当たり前」。それが臨床の看護師の素直な思いです。そして、一緒に伴走し、少しでも学びにつながるよう指導してくれる教員と実習指導者に大いに頼ってよいのです。ただ、そこに甘んじることなく、自分にできること、これまでの学習を整理して患者さんにできるよいケアは何か？と真摯に向き合い、考え、発信していくことは必要です。

　さて、将来看護師になるみなさんに、看護学実習を通してぜひ身につけてほしいことがいくつかあります。一つ目は、自分と向き合い自分を知ることです。これはなかなか難しい作業ですが、自分の傾向を知り、日々内省しながら何が良かったのか、何

がいまひとつだったのか、それはなぜかを問う習慣をつけてほしいと思います。その習慣はあなたを大きく成長させてくれるはずです。

　二つ目に、看護はストレスが大きい職業といわれますが、自分のストレスを管理する方法を身につけてほしいと思います。例えば、美味しいスイーツを食べる、休みの日は時間を決めておもいっきり遊ぶ等、自分なりのストレス発散方法を身につけておくことは非常に重要です。私は、休日に子どもと遊んだり、良く寝るといつの間にかストレスが減っています。三つ目に、常に勉強し続けることです。医療・看護は日進月歩です。常に新しい技術や手法が発展しているので学び続けなければなりません。

　最後に、看護は人間関係が大切です。患者さんに対して、優しく、親身に対応することが必要です。それを実現させるためには、ほかの職種の方々と協力して患者さんを治療・ケアするチームワークが求められます。患者さんやご家族だけでなく、一緒に働く看護師や他職種の人々と良好な関係を作るコミュニケーションを日々意識してほしいと思います。

　看護学実習を通して、色々なことを感じ、学び、少しでも臨床で働いている姿を思い描くことができるように臨床看護師はサポートしてくれるはずです。勇気をもってまず一歩、自分から踏み出してみてください。きっと、そうすることで世界は広がっていくはずです。

❷　慢性期看護学実習臨床教員

兒島良恵

　臨床教員は、病院で勤務をしている看護師が看護学校や看護大学の教員を兼任し、臨地実習指導(実習オリエンテーションから個別面接、評価まで)を行います。多くの学生は慣れない環境で行う臨地実習にストレスを感じていることと思います。私たちは、病棟スタッフと学生をつなぎ、そのストレスを軽減する潤滑油のような存在です。そして院内で勤務する看護師だからこそできる「**より実践的な実習指導**」を行っています。

　実際には看護学生が患者さんから得た情報を一緒に整理し、患者さんに適した方法を考え個別性のある看護提供ができるようケアを一緒に行います。そうすることで、学内での学びが臨床の学びとつながり、学生から「楽しい実習になりました」という声が多く聞かれます。

　慢性期看護学実習では長期入院や繰り返し入院している患者さんを受けもつことが多

いでしょう。患者さんは自分の病気に一緒に向き合い、話を聞いてくれる学生に今まで看護師には話していなかったことを伝えてくれます。病棟看護師は普段の勤務で知りえなかった患者さんの思いや情報を学生から聞き、より患者さんのことを理解し、ケアが変わっていくことがあります。患者さんを中心に、学生と病棟看護師が情報共有し、ケアを提供することで「看護師は教える人」、「学生は指導される人」ではなく同じチームの一員となる瞬間です。看護学生が実習にきていない日でも、実習が終了した後も、看護学生が立案した「看護計画」は看護師によって実践されていきます。

　私たち臨床教員は看護学生が「**学生だからできること**」を病棟スタッフとともに（ケアが）できるように、支援・調整をしています。実習病棟の**看護チームの一員**として、受けもち患者さんに質の高い看護を提供していきましょう。

索引

欧文

ACLS ··················· 68
ACP ··············· 27、117
BLS ··················· 68
CARS ·················· 51
CECT ················· 126
DIC ··················· 51
DMAT ················· 61
DNAR ················· 117
DST ·················· 126
FPS ··················· 58
GCS ··················· 54
HCU ·················· 64
I-SBAR-C ············· 216
IC ················· 100、110
ICT ·················· 126
ICU ··················· 64
IPE ·················· 124
IPW ·················· 124
JCS ··················· 54
JTAS ·················· 62
MET ··················· 67
NANDA-I看護診断 ········ 6
NEWS 2 ················ 67
NRS ··············· 58、107
NST ·················· 126
PCA ··················· 55
PCT ·················· 126
PONV ················· 55
PPE ·················· 146
PUT ·················· 126
RRS ··················· 67
RRT ··················· 67
RST ·················· 126
SBAR ············· 142、216
SIRS ·················· 51
SST ·················· 126
TNM分類 ··············· 99
VAS ··················· 59

あ

挨拶 ·················· 186
アイデンティティ ········· 16
アクシデント ··········· 138
アサーティブ ··········· 229
アサーティブネス ········ 229
アドバンス・ケア・プランニング
 ················· 27、117

アドバンス・ディレクティブ
 ····················· 27
アドボケーター ·········· 130
アルドステロン ·········· 50
アルドステロン系 ········· 50
アンジオテンシン ········· 50
安全対策 ·············· 142
アンドラゴジー ············ 9
安楽死 ················· 26
意思決定支援 ··········· 117
一部代償的システム ······· 83
一般病床(急性期) ········ 12
医療過誤 ·············· 138
医療事故 ·············· 138
医療ソーシャルワーカー ···· 111
医療廃棄物 ············· 147
医療保険制度 ············ 24
医療用BLSアルゴリズム ····· 69
医療用テント ··········· 150
イレウス ··············· 56
陰圧管理室 ············· 149
インシデント ······· 138、140
インシデントレポート ····· 143
飲酒 ·················· 22
インタープロフェッショナルワーク
 ···················· 124
インフォームドコンセント
 ················ 100、110
運動 ·················· 21
栄養サポートチーム ······· 126
エリクソン ··············· 3
円環型のチーム医療 ······· 127
炎症性サイトカイン ········ 51
エンドオブライフケア ······ 25
オピオイドの副作用 ······· 107
オレムの看護論 ··········· 82
オレムのセルフケア理論 ······ 6

か

介護保険制度 ············ 24
回復期リハビリテーション病棟
 ···················· 122
潰瘍性大腸炎 ············ 77
カウント ··············· 47
化学療法 ·············· 101
核家族世帯 ············· 19
学生カンファレンス ······· 219
家族 ·············· 19、206

家族機能・役割 ··········· 90
カテコールアミン ·········· 50
寛解 ·················· 74
看看連携 ·············· 132
環境整備 ·············· 198
看護過程 ··············· 6
看護システム理論 ········· 82
看護実践能力 ·············· 2
看護職の倫理綱領 ········· 152
看護診断 ············· 6、10
看護理論 ··············· 6
がんサバイバー ··········· 96
がんサバイバーシップ ······ 98
患者教育 ··············· 92
患者参画型カンファレンス ··· 128
患者志向 ·············· 123
患者指導 ··············· 92
間接介助 ··············· 42
間接接触感染 ··········· 148
感染対策チーム ·········· 126
がん対策基本法 ··········· 24
がん対策推進基本計画 ······· 24
がん疼痛 ·············· 105
がんの治療 ············· 100
緩和ケア ·············· 115
緩和ケアチーム ·········· 126
危機モデル ·············· 34
危機理論 ·············· 204
危険予知訓練KYT ········ 139
喫煙 ·················· 22
基本的緩和ケア ·········· 115
急性期看護 ·············· 31
急性期看護学 ·············· 4
キューブラー・ロス ········· 25
急変対応チーム ··········· 67
教育的アプローチ ·········· 92
協働志向 ·············· 123
緊急度判定システム ········ 62
空気感染 ·············· 148
苦痛の緩和 ············· 116
クリティカルケア看護 ······· 31
クリニカルパス ··········· 39
クローン病 ·············· 77
継続看護 ·············· 132
血液・造血器系疾患 ········· 79
血管迷走神経反射 ········· 182
結晶性知能 ·············· 18

健康逸脱によるセルフケア要件
　　……………………………… 82
健康教育 ……………………… 92
健康行動理論 ………………… 86
健康増進法 …………………… 24
健康日本 21 ………………… 24
健康の急激な破綻 …………… 4
合意形成 …………………… 110
公共交通機関での遅延 …… 185
交差感染 …………………… 146
合同カンファレンス ……… 128
行動計画 …………………… 188
行動計画の変更 …………… 224
行動変容ステージモデル … 88
行動変容のための理論 …… 204
硬膜外麻酔 …………………… 45
抗利尿ホルモン ……………… 50
向老期 ………………………… 17
コーディネーター ………… 131
コードブルー ………………… 67
ゴードンの機能的健康パターン
　　……………………………… 6
呼吸器系疾患 ………………… 78
呼吸ケアサポートチーム …… 126
互助 …………………………… 20
個人情報 …………………… 155
個人情報保護 ……………… 176
個人防護具 ………………… 146
言葉遣い …………………… 194
コルチゾール ………………… 50

さ

サードスペース ……………… 52
サービス担当者会議 ……… 128
最終カンファレンス ……… 227
在宅療養 ……………………… 90
再発 …………………………… 96
三次救急医療施設 …………… 60
ジェネラリスト ……………… 60
ジェネリック医薬品 ……… 167
自我同一性 …………………… 16
事故 ………………………… 184
自己開示 …………………… 210
自己概念 ……………………… 75
自己同一性 …………………… 76
仕事と生活の調和 …………… 20
自己評価 …………………… 230
指示・教育的システム ……… 83
事前学習 …………………… 158
自然災害 …………………… 184
疾患の経過 …………………… 73
実習指導者 ………………… 208

指定難病 ……………………… 85
死の受容過程 ………………… 25
社会的苦痛 ………………… 104
社会的サポートのニード …… 33
社会的役割 …………………… 76
社会福祉サービス …………… 92
集学的治療 ………………… 100
周手術期 ……………………… 30
終末期 ……………………… 113
手指衛生 …………………… 145
手術 …………………………… 30
手術侵襲 ……………………… 11
手術部位感染 ………………… 57
手術前オリエンテーション … 38
出血量の測定 ………………… 47
術後出血 ……………………… 56
術後せん妄 …………………… 58
術後疼痛 ……………………… 58
術前検査 ……………………… 37
術前訪問 ………………… 39、41
術野外感染 …………………… 57
受容 …………………………… 89
循環器系疾患 ………………… 78
消化器系疾患 ………………… 77
少子高齢化 …………………… 23
情緒的サポートのニード …… 33
情報収集 ………………… 38、175
情報のニード ………………… 33
初期（一次）救急医療施設 …… 60
職業志向 …………………… 123
食生活 ………………………… 21
褥瘡対策チーム …………… 126
職場復帰 ……………………… 90
腎・泌尿器系疾患 …………… 79
神経・内分泌反応 …………… 50
神経障害性疼痛 …………… 106
人口減少 ……………………… 23
人生会議 …………………… 117
人生の最終段階 …………… 114
人生の最終段階における医療
　　…………………………… 113
身体拘束 …………………… 156
身体的苦痛 ………………… 104
身体的発達 …………………… 76
シンドローム ………………… 10
深部静脈血栓 ………………… 57
スイスチーズモデル ……… 137
水分出納 ……………………… 47
睡眠 …………………………… 21
スタンダードプリコーション
　　…………………………… 145
ステージング ………………… 99

ストレス …………………… 212
ストレス・コーピング理論 … 34
スピリチュアルな苦痛 …… 104
スペシャリスト ……………… 60
生活習慣病 …………………… 74
生活の再構築 ………………… 84
生活の場 ……………………… 20
生産年齢人口 ………………… 20
精神科リエゾンチーム …… 126
成人期 …………………… 3、16
成人教育学 …………………… 9
精神的苦痛 ………………… 104
生体反応 ……………………… 50
成長ホルモン ………………… 50
青年期 ………………………… 16
生命倫理 ……………………… 26
整理整頓 …………………… 198
脊髄くも膜下麻酔 …………… 45
世帯 …………………………… 19
接近のニード ………………… 33
接遇マナー ………………… 174
摂食嚥下支援チーム ……… 126
接触感染 …………………… 148
説明と同意 ………………… 100
セルフケア …………………… 82
セルフケア不足理論 ………… 82
セルフケア要件 ……………… 82
セルフケア理論 ……………… 82
セルフマネジメント ………… 83
セルフモニタリング ………… 83
全覚醒 ………………………… 54
全身状態の評価 ……………… 37
全身性炎症反応症候群 ……… 51
全人的苦痛 ………………… 104
全人的な痛み ………………… 96
全身麻酔 ……………………… 45
全代償的システム …………… 82
せん妄 ………………………… 55
専門職連携教育 …………… 124
専門性志向 ………………… 123
専門チームによるカンファレンス
　　…………………………… 128
専門的緩和ケア …………… 115
増悪 …………………………… 74
早期離床 ……………………… 56
壮年期 ………………………… 17
ゾーニング ………………… 149
尊厳死 ………………………… 26

た

体位固定 ……………………… 44

退院支援(退院調整)カンファレンス
　　　　　　　　　　　　　128
退院時カンファレンス ……… 128
退院指導 ……………………… 204
退院指導案 …………………… 202
退院調整チーム ……………… 126
体温管理 ……………………… 47
代謝・内分泌系疾患 ………… 79
代償性抗炎症反応症候群 …… 52
体性痛 ………………………… 106
代弁者 ………………………… 130
タイムアウト ………………… 46
代理意思決定 ………………… 62
代理意思決定への支援 …… 130
多剤併用 ……………………… 101
多職種カンファレンス ……… 127
立ち振舞い …………………… 194
単身世帯 ……………………… 19
地域ケア会議 ………………… 128
地域包括ケアシステム ……… 120
地域包括ケア病棟 …………… 122
チーム医療 …………………… 123
チーム医療の推進 …………… 120
注意義務違反 ………………… 139
調整役 ………………………… 131
直接介助 ……………………… 42
直接接触感染 ………………… 148
治療的セルフケアデマンド … 83
鎮痛薬 ………………………… 105
転移 …………………………… 96
糖新生 ………………………… 50
疼痛スケール ………………… 58
糖尿病 ………………………… 93
トータルペイン ……………… 104
特定健康診査と特定保健指導
　　　　　　　　　　　　　24
トリアージ …………………… 62

な
内臓痛 ………………………… 106
難病 …………………………… 85
二次救急医療施設 …………… 60
入院時カンファレンス ……… 128
人間の反応 …………………… 6
認知症サポートチーム ……… 126
ネットワークモデル ………… 125
脳・神経系疾患 ……………… 80
脳死 …………………………… 26

は
肺炎 …………………………… 56
バイオハザードマーク ……… 147

ハインリッヒの法則 ………… 137
播種性血管内凝固症候群 …… 51
働き方改革 …………………… 23
発達的セルフケア要件 ……… 82
バッドニュース ……………… 109
バリアンス …………………… 39
針刺し事故 …………………… 147
半覚醒 ………………………… 54
飛沫感染 ……………………… 148
ヒューマンエラー …………… 136
評価面接 ……………………… 232
病期 …………………………… 99
標準予防策 …………………… 145
病診連携 ……………………… 131
病病連携 ……………………… 131
フェイス・スケール ………… 107
副腎皮質刺激ホルモン ……… 50
腹膜炎 ………………………… 57
不潔 …………………………… 49
普遍的セルフケア要件 ……… 82
ヘルスプロモーション型看護診断
　　　　　　　　　　　　　10
ヘンダーソンの看護理論 …… 6
縫合不全 ……………………… 57
報告・連絡・相談 ……… 142、214
放射線療法 …………………… 102
乏尿期 ………………………… 52
保健師助産師看護師法 ……… 138
保証のニード ………………… 33
ホルモン療法 ………………… 101

ま
慢性期看護学 ………………… 5
慢性疾患 ……………………… 5
慢性疾患の特徴 ……………… 72
未覚醒 ………………………… 54
身だしなみ …………………… 177
ムーア(Moore)の分類 …… 30、52
無気肺 ………………………… 56
免疫療法 ……………………… 101
問題解決型危機モデル ……… 34
問題焦点型看護診断 ………… 10

や
病みの軌跡 …………………… 86
陽圧管理室 …………………… 149

ら
ライフストーリー …………… 81
リスク型看護診断 …………… 10
利尿期 ………………………… 52
リハビリテーション看護 …… 93

療養の場 ……………………… 121
療養病床(慢性期) …………… 12
臨死期 ………………………… 113
臨床判断 ……………………… 10
臨床倫理コンサルテーションチーム
　　　　　　　　　　　　　126
倫理原則 ……………………… 152
レジメン ……………………… 101
レスキュー薬 ………………… 108
レニン ………………………… 50
連携・協働 …………………… 124
連携・協働モデル …………… 125
連携・橋渡し ………………… 117
連絡方法 ……………………… 172
連絡モデル …………………… 125
ロイの適応理論 ……………… 6
労働基準法と労働安全衛生法
　　　　　　　　　　　　　24

わ
ワーク・ライフ・バランス … 20

編集・執筆者一覧 ···

編集

上谷いつ子(うえたに・いつこ)
東京純心大学副学長、看護学部教授

執筆者(執筆順)

小濱優子(こはま・ゆうこ)　　第1部第1章
東京純心大学看護学部教授

伊藤美穂(いとう・みほ)　　第1部第2章、第2部Q13〜22
聖マリアンナ医科大学看護専門学校教務科長補佐

西山久美江(にしやま・くみえ)　　第1部第3章1・2-1・2-3・3・第6章2
東京純心大学看護学部講師

杉野静香(すぎの・しずか)　　第1部第3章2-2
聖マリアンナ医科大学病院副看護師長

田中結花子(たなか・ゆかこ)　　第1部第4章1・第5章、第2部Q1〜5
東京純心大学看護学部准教授

宗定水奈子(むねさだ・みなこ)　　第1部第4章2・3・第6章3・4、第2部Q28〜30
東京純心大学看護学部講師

青砥恵美(あおと・めぐみ)　　第1部第6章1、第2部Q6〜12
元東京純心大学看護学部助教

津田泰伸(つだ・やすのぶ)　　第2部Q23〜27、第3部2-1
聖マリアンナ医科大学病院副看護師長

三谷ゆかり(みたに・ゆかり)　　第3部1-1
聖マリアンナ医科大学病院主任

佐藤裕子(さとう・ゆうこ)　　第3部1-2
聖マリアンナ医科大学病院主任

藤野智子(ふじの・ともこ)　　第3部1-3
聖マリアンナ医科大学病院看護師長

沼里貞子(ぬまり・さだこ)　　第3部1-4
聖マリアンナ医科大学病院看護師長

野副陽子(のぞえ・ようこ)　　第3部1-5
聖マリアンナ医科大学病院副看護師長

兒島良恵(こじま・よしえ)　　第3部2-2
聖マリアンナ医科大学病院看護師長

成人看護学実習ハンドブック

2023年9月1日　発行

編　　　集　　　上谷いつ子
発　行　者　　　荘村明彦
発　行　所　　　中央法規出版株式会社
　　　　　　　　〒110-0016　東京都台東区台東3-29-1　中央法規ビル
　　　　　　　　TEL 03-6387-3196
　　　　　　　　https://www.chuohoki.co.jp/

装幀・本文デザイン・イラスト・印刷・製本
　　　　　　　　広研印刷株式会社

ISBN978-4-8058-8930-5